CAJA DE HERRAMIENTAS DE TERAPIA SOMÁTICA PARA ADULTOS PRINCIPIANTES

Ejercicios De Menos De 5 Minutos Para Eliminar El Trauma, El Estrés Y La Ansiedad De Su Cuerpo (Somatic Yoga Exercises in Spanish)

Por Lila Reed

© Copyright 2024 Lila Reed

Reservados todos los derechos.

El contenido de este libro no puede reproducirse, duplicarse ni transmitirse sin el permiso directo por escrito del autor o del editor.

Bajo ninguna circunstancia se tendrá culpa o responsabilidad legal contra el editor o autor por cualquier daño, reparación o pérdida monetaria debido a la información contenida en este libro, ya sea directa o indirectamente.

Aviso Legal:

Este libro está protegido por derechos de autor. Es sólo para uso personal. No puede modificar, distribuir, vender, usar, citar ni parafrasear ninguna parte o el contenido de este libro sin el consentimiento del autor o editor.

Aviso de exención de responsabilidad:

Tenga en cuenta que la información contenida en este documento tiene fines educativos y de entretenimiento únicamente. Se han realizado todos los esfuerzos posibles para presentar información precisa, actualizada, confiable y completa. Sin embargo, no se declaran ni implican garantías de ningún tipo. Los lectores reconocen que el autor no brinda asesoramiento legal, financiero, médico o profesional. El contenido de este libro se ha obtenido de diversas fuentes.

Consulte a un profesional autorizado antes de intentar cualquier técnica descrita en este libro. Al leer este documento, el lector acepta que bajo ninguna circunstancia el autor es responsable de las pérdidas directas o indirectas incurridas debido al uso de la información contenida en este documento, incluidos, entre otros, errores, omisiones o inexactitudes.

Table of Content

¡Un regalo para ti!...7
INTRODUCCIÓN...10
¿Cómo usar esta guía?...20

PARTE I..21
UNA GUÍA DE TERAPIA SOMÁTICA PARA ADULTOS PRINCIPIANTES...................21
CAPÍTULO 1...22
Introducción a la terapia somática...22
    ¿Qué es la terapia somática?..26
    Orígenes y desarrollo de la terapia somática..29
    Las ocho formas de terapia somática..31
    ¿Cómo funciona la terapia somática?...36
    La conexión mente-cuerpo y su papel en la salud mental..............................41
    Comparación de la terapia somática con otros enfoques de tratamiento...........44
    ¿Qué tan efectiva es la terapia somática?...49
CAPÍTULO 2...52
El sistema nervioso y su papel en las emociones...52
    Introducción al Sistema Nervioso..55
    Respuesta de lucha o huida y el sistema nervioso simpático.........................58
    Respuesta de relajación y sistema nervioso parasimpático..........................62
    Reconocer los síntomas somáticos del estrés, la ansiedad y el trastorno de estrés postraumático..65
CAPÍTULO 3...70
Seis principios y prácticas fundamentales de la terapia somática..........................70
    Conciencia..74
    Conexión con la tierra..80
    Recursos...84
    Titulación..86
    Pendulación...89
    Comunicación no verbal...92

PARTE II...96
EJERCICIOS SOMÁTICOS DE 5 MINUTOS PARA TRASTORNO DE ESTRÉS POSTRAUMÁTICO, ESTRÉS Y ANSIEDAD..96

SECCIÓN A:..97
SUPERAR EL TRASTORNO DE ESTRÉS POSTRAUMÁTICO..97
CAPÍTULO 4...98

- Navegando por los recuerdos traumáticos con herramientas somáticas..........98
  - El impacto del trauma en el cuerpo y la mente..........102
  - Técnicas somáticas para el procesamiento emocional y la integración de la memoria..........107
    - Toma de tierra..........109
      - Ejercicio 1..........109
      - Ejercicio 2..........110
      - Ejercicio #3..........110
      - Ejercicio #5..........110
      - Ejercicio #6..........111
    - Recursos y visualización..........111
      - Ejercicio #7..........112
      - Ejercicio #8..........112
    - Autorregulación..........112
      - Ejercicio #9..........113
      - Ejercicio #10..........113
    - Escaneos corporales..........114
      - Ejercicio #11..........114
    - Trabajar con flashbacks y pensamientos intrusivos a través de la conciencia corporal..........115
      - Ejercicio #12..........117
      - Ejercicio #13..........118
      - Ejercicio #14..........118
      - Ejercicio #15..........119
      - Ejercicio #16..........119
    - Desarrollar la autocompasión y la resiliencia después de un trauma..........120
      - Ejercicio #17..........124
- CAPÍTULO 5..........126
- Liberar la tensión y el trauma mantenido en el cuerpo..........126
  - Ejercicios somáticos para liberar tensión..........129
    - Cuello..........130
      - Ejercicio #18..........130
    - Brazos, manos y hombros..........132
      - Ejercicio #19..........132
    - Espalda baja..........133
      - Ejercicio #20..........133
  - Descargar la energía emocional reprimida..........134
    - Liberación de agitación somática..........135
      - Ejercicio #21..........135
    - Yoga..........136
      - Ejercicio #22..........136
      - Ejercicio #23..........137
      - Ejercicio #24..........137
      - Ejercicio #25..........138
    - Técnicas de automasaje para favorecer la relajación..........138

- Ejercicio #26 139
- Ejercicio #27 140
- Ejercicio #28 140
- Ejercicio #29 141
- Imágenes guiadas para liberar residuos de trauma 141
  - Ejercicio #30 142

SECCIÓN B 149
VENCER EL ESTRÉS 149
CAPÍTULO 6 150
Interrumpir el ciclo del estrés con conciencia somática 150
- Reconocer las señales corporales de estrés en las primeras etapas 153
- Ejercicios de respiración rápida para la calma en el momento 156
  - Ejercicio de conciencia de la respiración 157
    - Ejercicio #31 157
  - El aliento que elimina la ansiedad 158
  - Ejercicio de respiración diafragmática 158
    - Ejercicio #33 158
  - Ejercicio de respiración con estimulación sonora 159
    - Ejercicio #34 159
  - Ejercicio de respiración somática de flexibilidad de las costillas 160
    - Ejercicio #35 160
  - Ejercicio de respiración de la célula 162
    - Ejercicio #36 162
  - Ejercicio de respiración con apertura de las fosas nasales 163
    - Ejercicio #37 163
  - Deja de contener la respiración 164
    - Ejercicio #38 164
- Técnicas de conexión a tierra somática para anclarse en el presente 165
  - Ejercicio #39 166
  - Ejercicio #40 167
  - Ejercicio #41 167
  - Ejercicio #42 168
  - Ejercicio #43 169
  - Ejercicio #44 170
- Relajación muscular progresiva para liberar tensión en todo el cuerpo 172
  - Ejercicio #45 173

CAPÍTULO 7 176
Reconstruir una sensación de calma interior y seguridad 176
- Prácticas basadas en el cuerpo para cultivar la paz interior y la tranquilidad .. 178
  - Ejercicio #46 178
- Ejercicios de atención plena para centrar la atención y calmar la mente ... 183
  - Ejercicio #47 186
  - Ejercicio #48 187

Ejercicio #49 187

Ejercicio #50 188

Ejercicio #51 188

Prácticas somáticas para establecer límites saludables y decir "no" 190

Ejercicio #52 191

Entonces, ¿qué se puede hacer? ¿Cómo se puede navegar por este terreno desafiante? 196

Ejercicio #53 196

Ejercicio #54 197

Ejercicio #55 198

Ejercicio #56 198

SECCIÓN C 201

DOMAR LA ANSIEDAD Y ENCONTRAR LA PAZ INTERIOR 201

CAPÍTULO 8 202

Desenredar los nudos de la ansiedad en el cuerpo 202

La base fisiológica de la ansiedad y los ataques de pánico 205

Técnicas somáticas para calmar pensamientos acelerados y sensaciones físicas. 213

Relajarse con sensaciones 213

Ejercicio #57 214

Relajarse con el tacto 215

Ejercicio #58 215

Prácticas de movimientos suaves para liberar energía ansiosa 216

Ejercicio #59 218

Ejercicios para regular la respiración y calmar el sistema nervioso 219

Respiración de caja 220

Ejercicio #60 220

Respiración 4-7-8 221

Ejercicio #61 221

CAPÍTULO 9 224

Cultivar el equilibrio interior y la resiliencia 224

Prácticas somáticas para fortalecer tu paz interior 225

Ejercicio #62 226

Desarrollar la autocompasión y la aceptación de la ansiedad 231

Ejercicio #63 232

Ejercicio #64 233

Ejercicio #65 234

Imágenes guiadas para crear un refugio seguro dentro de usted mismo 235

Meditación de aceptación radical 236

Ejercicio #66 236

Haz que tu mente viaje a un lugar hermoso 239

Ejercicio #67 239

Renueva tu vitalidad 242

Ejercicio #68 242

Este guion de visualización guiada se inspira en las prácticas de la cultura tradicional china del qi (o chi), que considera una fuerza energética que fluye a través de todo lo que existe 242

Desarrollar confianza en su capacidad para manejar las emociones ansiosas 245

PARTE III 251
PONGA SU CAJA DE HERRAMIENTAS A TRABAJAR: UNA GUÍA DIARIA PARA LA VIDA SOMÁTICA 251
CAPÍTULO 10 252
Integrando prácticas somáticas en tu vida diaria 252

    Identificar desencadenantes y desarrollar estrategias de afrontamiento personalizadas 253

    Construyendo una rutina de autocuidado sostenible con terapia somática 260

    Manejar los reveses y desafíos en el camino 262

BONIFICACIÓN 266
30 DÍAS X 3 DESAFÍOS 266

    Para trastorno de estrés postraumático 267

    Para el estrés 268

    Para la ansiedad 269

ÚLTIMAS PALABRAS 270
SOBRE EL AUTOR 273

¡Un regalo para ti!

Libro electrónico gratuito: Libro de trabajo del niño interior para adultos (190 páginas)

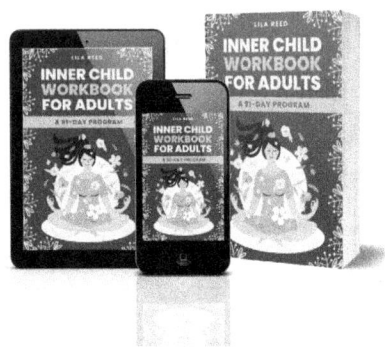

Qué hay adentro:

- Una guía de 91 días para descubrir tus traumas infantiles de manera segura, tener la fortaleza para enfrentar el trauma y volver a criar a tu niño interior herido.

- Incluye una guía paso a paso para perdonar a quienes te lastimaron.

- Incluye preguntas de reflexión guiadas que ayudarán en el proceso de sanación.

Visita bit.ly/91daysbook para obtener el tuyo o escanea el siguiente código:

Mi bandeja de entrada está abierta

¿Tienes alguna pregunta? ¿Necesitas aclaraciones? ¿O tienes alguna recomendación sobre este libro para mí? Me encantaría escucharlos.

Puedes enviar un mensaje a esta dirección de correo electrónico: info@meetlilareed.com

INTRODUCCIÓN

"La vida siempre es mejor en tu cuerpo. Sal de tu mente".

– Porque grandioso

El estrés, la ansiedad, los miedos, las fobias y el pánico son los trastornos psicológicos más frecuentes que crean y desencadenan recuerdos traumáticos en nuestra sociedad actual.

Según un informe de la Asociación Americana de Ansiedad y Depresión (ADAA), más de 35 millones de personas experimentan estas emociones perturbadoras al ser diagnosticadas con algún tipo de trastorno de ansiedad cada año. En comparación con aquellos que no tienen trastornos de ansiedad, aquellos que los padecen tienen de tres a cinco veces más probabilidades de consultar a un médico y seis veces más probabilidades de ser ingresados en el hospital por problemas psiquiátricos.

Además, no es raro que una persona con trastornos de ansiedad tenga depresión o viceversa. Aproximadamente el 50% de las personas diagnosticadas con depresión también tienen un problema de ansiedad. Curiosamente, estos problemas de ansiedad tienen tres veces más probabilidades de afectar a mujeres que a hombres.

Los trastornos de ansiedad tienen un significado personal para cada individuo. Estos trastornos surgen de una combinación compleja de factores de riesgo, que incluyen la genética, la química cerebral, la personalidad y los acontecimientos de la vida. La necesidad de movimiento, contacto y alimentación de tu cuerpo podría estar oculta por traumas y negligencias pasadas. Incluso podrías sentir que tu cuerpo te ha traicionado. Y si revisas más detenidamente, podrías sorprenderte al descubrir que has internalizado una actitud objetiva hacia tu cuerpo.

Cada vez que observo cómo la gente tiende a manejar los problemas relacionados con la ansiedad, recuerdo la contienda retratada en la mitología griega entre Hércules, el hombre más fuerte, y la Hidra, un monstruo acuático.

Al igual que las múltiples cabezas de la Hidra, todas estas emociones psicológicas perturbadoras y trastornos de ansiedad crean múltiples problemas de salud que afectan a muchos de nosotros. Cuando Hércules intentó cortar las múltiples cabezas de Hydra, a la aparentemente inmortal Hydra le crecieron dos nuevas cabezas. En la misma línea, perseguir los síntomas uno por uno utilizando la terapia tradicional de conversación o medicamentos (químicos) o cirugía puede proporcionar alivio temporal, pero no erradica absolutamente la fuente.

Aunque la terapia de conversación se centre únicamente en la mente y no en el cuerpo, es posible que tomemos un medicamento para tratar uno de estos problemas de salud, otro para un problema diferente y un tercero para contrarrestar los efectos secundarios de los dos primeros medicamentos. Incluso podríamos tomar otro medicamento para contrarrestar los efectos secundarios de las primeras dos pastillas. Y antes de que te des cuenta, podrías acabar tomando múltiples pastillas distintas todos los días.

Lamentablemente, estos métodos sólo ayudan temporalmente, en todo caso. Y en algunas situaciones, es posible que te veas obligado a seguir usándolos por el resto de tu vida.

¿Entonces, Qué haces?

Bueno, antes de revelarte eso, permíteme compartir contigo una breve parte de mi viaje.

Sucedió que un colega mío, a quien respetaba mucho, de repente me anunció que había empezado a practicar la terapia somática y que le gustaba mucho. Antes de eso, trabajamos como asesores de salud mental que se especializan en ayudar a las personas a tener más control de sus vidas.

Entonces, una vez que me habló de la terapia somática, decidí que yo también la probaría en ese mismo momento. Y desde el principio me pareció bien; De hecho, tuve una corazonada de que era adecuada para mí. Esto no significa que la terapia fuera divertida, entretenida o un juego. Después de todo, me implicó trabajar en experiencias y eventos dolorosos y traumáticos que provocaron mi ira y mi rabia. Pero trabajar en estos eventos me pareció correcto; Tuve que hacer eso para alcanzar mi yo más auténtico. Quería tanto esta conexión.

Después de unos años de trabajo, mi terapeuta me dijo que estaba iniciando un grupo de entrenamiento y me invitó a unirme. Estaba emocionado de participar en la capacitación.

Desarrollé una rutina especial para ayudarme a hacer el trabajo necesario de manera efectiva. Luego, decidí permanecer en terapia corporal durante años hasta tener la certeza de que había trabajado tanto como podía. Esto se lo debía a mis futuros pacientes para no proyectar mis problemas personales (sin resolver) en ellos. Estuve en terapia durante aproximadamente doce años. Mi primera terapeuta era una mujer, mientras que mi siguiente terapeuta era un hombre. Ambos terapeutas me ayudaron a trabajar en diferentes áreas de mi vida. También asistí a sesiones de entrenamiento con terapeutas corporales reconocidos siempre que pude.

Me resultó obvio que estaba empezando a trabajar psicoterapéuticamente con los pacientes de manera diferente a cualquiera de los terapeutas corporales con los que recibí terapia o con los que me entrené. Buscando recursos que integraran mente y cuerpo conocí la terapia somática y fue un cambio de paradigma para mí. Inmediatamente, comencé a inclinarme más hacia las prácticas somáticas y, desde entonces, me he centrado precisamente en eso.

Mi investigación me llevó a conocer más sobre el filósofo y educador Thomas Hanna, quien fundó el campo de la somática. Acuñó el término "somáticos" de la antigua palabra griega soma, que significa cuerpo. Gran parte de mi aprendizaje y experimentación me convencieron de que era posible revertir la visión mecanicista del cuerpo que ha prevalecido en las culturas occidentales desde la Ilustración. También estaba convencido de que podríamos despojarnos de la objetificación de nuestro cuerpo como el "corpus" latino y abrazar este "soma", esta visión más subjetiva de nuestro cuerpo. Podríamos ver nuestro cuerpo desde "dentro hacia afuera", honrando el cuerpo como una fuente de orientación y un recipiente para nuestro espíritu o fuerza vital. ¡Cambiar nosotros mismos puede cambiar la cultura!

Con la guía de varios maestros y expertos, aprendí a escuchar mi interior: mis huesos, músculos y vísceras. Mi cuerpo pudo recuperar la salud gracias a la danza, otras actividades de movimiento como artes marciales y yoga, diferentes técnicas de trabajo corporal y métodos alternativos de curación. Decidí convertirme en trabajador corporal para llevar esta forma de curación a los demás.

La terapia somática capturó todo lo que quería y me ayudó a trabajar psicoterapéuticamente con los pacientes de manera diferente a cualquiera de los terapeutas corporales con los que recibí terapia o con los que me entrené.

Verás, no deberías tratar tu cuerpo como si fuera un automóvil que se lleva para mantenimiento y reparación debido al exceso de trabajo y la negligencia. Cuando se trata de tratar la ansiedad, el estrés, el trastorno de estrés postraumático y otros trastornos similares, deseas tener esta relación cambiante con los síntomas de tu cuerpo de modo que puedas pasar del miedo y la frustración a una consideración curiosa y tierna.

Afortunadamente, esto es algo que la terapia somática puede ayudarle a lograr. Se centra en eventos y procesos corporales que son importantes para moldear la mente y el alma. Muchas prácticas e intervenciones terapéuticas son en realidad de naturaleza somática, incluidos ejercicios de respiración, imágenes guiadas, atención plena, movimientos espontáneos, etc.

La terapia somática nos permite incluir nuestra historia corporal junto con la historia verbal, permitiendo iluminar y despertar lo que ha estado oscurecido entre las sombras. En lo profundo de nosotros, las heridas ocultas y el peso de la sociedad pesan mucho. Al enfrentarlos con valentía, con bondad y comprensión, podemos descubrir nuestra verdadera identidad. Pero ten en cuenta que este viaje interior puede agitar las fuertes emociones enterradas dentro de nosotros, que intentarán esconderse de la luz que dirigimos hacia adentro.

Caja de herramientas de terapia somática para adultos principiantes es una guía única dividida en tres partes que ofrece detalles explícitos de todo lo que necesita saber sobre la terapia somática y cómo puede utilizarla para liberarse del trauma y recuperar su salud.

La Parte 1 presenta términos y conceptos importantes en el mundo de la somática e ilumina el trasfondo de los seis principios fundamentales de las terapias somáticas. La Parte 2 proporciona ejercicios somáticos que puedes utilizar para enfrentar cualquier desafío que estés enfrentando. En la Parte 3, te sumergirás en prácticas para encender tu encarnación, mejorar tu conexión mente-cuerpo-corazón y apoyar tu propio crecimiento y auto-sanación. Estas tres partes se construyen unas sobre otras, ofreciéndote contexto, brindándote la oportunidad de experimentar en la práctica, y proporcionándote caminos para sumergirte continuamente en el trabajo, refinar, profundizar, reflexionar e integrar.

Al poner en práctica todo lo que estás a punto de descubrir, aprenderás a reducir el ritmo, a escuchar, a dejar de pensar tanto y a familiarizarte con las pulsaciones, los tonos y las vibraciones de tu cuerpo. He escrito esta guía de tal manera que podrás experimentar, encontrar prácticas de respiración y movimiento que se sientan bien para tu cuerpo, y movimientos y sensaciones corporales que te ayudarán a manejar el estrés, la ansiedad y el trauma, y cultivar un sentido más encarnado y resiliente de ti mismo.

Después de leer este libro, comprenderás cómo tus percepciones, comportamientos y creencias moldean la estructura y función de tu cuerpo. Descubrirás las diferentes herramientas para navegar sensaciones, liberar la tensión acumulada y cultivar un sentido más profundo de autoconciencia a través de prácticas somáticas, desbloqueando así tu camino hacia un mayor bienestar y regulación emocional. Y sí, tus cicatrices físicas y emocionales son inseparables. Este libro te enseñará a abrazarlas y prestar atención tanto a tu mente como a tu cuerpo. Al final, llegarás a entender por qué no tienes un cuerpo, sino que *eres* tu cuerpo.

Entonces, ¿estás listo para explorar todo lo que he destacado hasta ahora? ¡Empecemos!

¿Cómo usar esta guía?

1. No es necesario leer toda la guía de principio a fin.

2. Si estás luchando contra el trastorno de estrés postraumático, consulta la Parte I, la Parte II (Sección A) y la Parte III.

3. Si deseas afrontar mejor el estrés, consulta la Parte I, la Parte II (Sección B) y la Parte III.

4. Si se trata de ansiedad, consulta la Parte I, la Parte II (Sección C) y la Parte III.

5. Si se trata tanto de estrés como de ansiedad, combine ambas secciones.

6. Para el desafío de 30 días x3 días, trabaja en los problemas de salud que desees en tu recuperación. Si son más de uno, combina los ejercicios para cada día.

PARTE I

UNA GUÍA DE TERAPIA SOMÁTICA PARA ADULTOS PRINCIPIANTES

CAPÍTULO 1

Introducción a la terapia somática

"Todo el dinero y toda la fama y toda la atención y la vida glamorosa y el éxito y todo eso no significa nada si no puedes controlar tu propio ser".

- Oprah Winfrey

Sophie y su marido regresaban de su habitual ejercicio matutino cuando él le propuso un desafío juguetón: "Volvamos corriendo a casa", dijo y luego salió disparado inmediatamente.

Aunque Sophie realmente no tenía ganas de correr, aceptó porque tenía hambre y quería llegar a casa más rápido. Entonces se preparó para reunirse con su marido.

Sin embargo, la experiencia no fue del todo divertida para Sophie, ya que sus piernas se congelaban cada vez que intentaba correr más rápido. Lo más rápido que podía ir era a una velocidad modesta. Después de varias pruebas, se dio por vencida y se quedó parada en algún lugar riéndose mientras veía a su marido subir la colina, pero en el fondo no estaba contenta con su actuación. De hecho, Sophie estaba preocupada por eso.

Esto era algo de lo que estaba al tanto no sólo porque Sophie era mi amiga, sino también porque sabía que yo había sido educado en una terapia basada en el cuerpo llamada experiencia somática (EE). De alguna manera, estaba convencida de que yo la ayudaría a descubrir qué estaba pasando.

Después de que Sophie terminara de hablar sobre su experiencia, la involucré en una conversación para ayudarnos a descubrir algunas verdades sobre su pasado. Resultó que su cuerpo estaba mostrando una antigua respuesta traumática de parálisis. Durante un incidente traumático que Sophie experimentó cuando era niña, es probable que no pudiera completar el movimiento físico natural que su cuerpo necesitaba realizar en ese momento, que era correr o salir del espacio confinado en el que se encontraba. En cambio, se quedó atascada y no pudo moverse.

Que las piernas de Sophie se congelaran era la forma que tenía su cerebro de protegerla de la gravedad de la situación (cuando su marido le pidió que corrieran a casa) y de su incapacidad para luchar o marcharse. En tales situaciones, cuando estamos congelados, nuestro cerebro normalmente secreta hormonas que alivian cualquier dolor físico y psicológico causado por un incidente terrible. La incapacidad de Sophie para completar la respuesta natural de su cuerpo podría haber resultado en disociación o psicosis, las cuales podrían haber puesto en peligro su cordura. Como resultado, las respuestas corporales de disociación y congelación la ayudaron.

Lamentablemente, hoy en día muchas personas son como Sophie. Y aunque algunos puedan tener el privilegio de aprender sobre su experiencia traumática, que aún los afecta hasta el día de hoy, no saben cuál es el siguiente paso en su camino hacia la curación: descongelar su estado congelado y liberar sus cuerpos del trauma.

En efecto, el trauma puede registrarse a nivel celular en nuestros cuerpos. Lo que significa para una persona y cómo sanar de traumas importantes en la vida son el enfoque de la terapia somática, una forma más reciente de tratamiento de salud mental que muchas personas no conocen.

La terapia somática aún no se ha generalizado, a diferencia de otras técnicas mente-cuerpo como la meditación de atención plena, la reducción del estrés mente-cuerpo (MBSR) y la atención plena y la autocompasión (MSC), de las que quizás hayas oído hablar.

¿Qué es la terapia somática?

Antes de profundizar en de qué se trata la terapia somática, primero definamos los términos "somática" y "terapia" por separado.

Según Merriam-Webster, "somático" se refiere a "de, relación con lo que afecta al cuerpo", mientras que la terapia es un tratamiento médico terapéutico de un deterioro, lesión, enfermedad o trastorno.

Combinando las dos, la terapia somática es, por lo tanto, el uso de enfoques somáticos (cuerpo-mente) para la restauración, integración y curación de la coordinación biomecánica, fisiológica, neurológica y motora.

La terapia somática es un tratamiento diseñado basándose en la idea de que nuestro cuerpo almacena y expresa sentimientos y emociones, y que eventos traumáticos o problemas emocionales no resueltos pueden quedar "atrapados" dentro de ellos. Simplemente se centra en el cuerpo y en cómo se manifiestan las emociones en él.

Mediante la terapia somática, se pueden abordar problemas específicos que afectan al cuerpo, como retrasos motores, deterioro y declive neurológico, reprogramación del movimiento y daño físico, así como problemas somáticos, como síntomas psicosomáticos de estrés y enfermedad. Este tipo de terapia también puede tener un impacto en nuestra salud emocional y psicológica individual, lo cual es fundamentalmente terapéutico y a menudo psicoterapéutico.

Entonces, si en algún momento has experimentado un trauma o trastorno de estrés postraumático, o has guardado estrés y ciertas emociones, o si luchas con la ansiedad y la depresión o sufres de dolor crónico o enfermedad, te beneficiarás mucho de la terapia somática. Aquí tienes varios beneficios que obtendrás con la terapia somática:

- Mayor regulación de las emociones.
- Ayuda con el dolor crónico.
- Mayor autoconciencia.
- Manejo de los síntomas de los trastornos de salud mental como ansiedad o depresión.
- Herramientas para procesar y afrontar emociones y experiencias traumáticas.

Por lo general, se pueden emplear diferentes técnicas al administrar la terapia somática, como movimiento burdo y sutil, atención plena y visualización, respiración concentrada, yoga y manipulación visceral.

El yoga, por ejemplo, implica diferentes enfoques de práctica postural que se centran precisamente en la capa del cuerpo físico para dejar huellas en las capas más profundas del ser y la conciencia. Si bien podemos considerar que ir a una clase de yoga es lo mismo que ir a ver a un terapeuta, hay mucho de cierto en la frase "El yoga es mi terapia".

Cuando practicas yoga, es posible que te sorprendas al ver cómo el uso de actividades centradas en el cuerpo para apoyar la interacción entre tu experiencia vivida de expresión física, patrones mentales y emociones puede resultar en una sensación de bienestar y salud general. De hecho, la restauración corporal ocurre con frecuencia en y durante estas prácticas sin la presencia de un terapeuta.

En esencia, si bien la terapia somática puede brindar curación a lugares internos desnutridos, con poco apoyo y, a veces, heridos, el enfoque general se centra principalmente en la curación física del cuerpo: músculos, huesos, fascia, respiración, coordinación motora y movimiento, que entonces puede afectar la mente y las emociones.

Orígenes y desarrollo de la terapia somática

Aunque la terapia somática es una forma más nueva de tratamiento de salud mental, durante siglos se han practicado varios métodos diferentes.

En la década de 1970, Thomas Hanna, filósofo y educador somático, fundó el campo de la somática y acuñó el término "somática" en su libro: *Cuerpos en rebelión: una introducción al pensamiento somático*. Hanna propuso que gran parte del dolor crónico es causado por la pérdida de neuronas en la capacidad del cerebro para controlar el tejido muscular. Una persona podría encontrar alivio a través de la educación, la atención plena y el movimiento intencional.

Años más tarde, el Dr. Peter Levine desarrolló la Experiencia Somática en parte como resultado de haberse inspirado en la terapia junguiana y también al observar cómo los animales sanaban de eventos dolorosos repetidos. La teoría era que cuando las personas sufren traumas, pueden quedar atrapadas en el modo de "congelación" de la reacción de lucha, huida o congelación. Permanecer "congelado" permite que la energía negativa se acumule en el cuerpo, lo que puede llevar a dificultades físicas y mentales.

Desde entonces, especialmente durante las décadas de 1970, 1980 y 1990, se han descubierto varios tipos de terapia somática que todavía se utilizan e integran en formas modernas. A finales de la década de 1970, Ron Kurtz desarrolló el enfoque Hakomi, que se basa en la práctica de la atención plena y se centra en cómo vivimos en nuestros cuerpos para promover el bienestar.

Por otro lado, Pat Ogden desarrolló la terapia sensoriomotriz, que combina conceptos de la terapia cognitivo-conductual (TCC) y la neurobiología, en las décadas de 1980 y 1990.

Muchas disciplinas centradas en los movimientos físicos del cuerpo, como el yoga y el judo, surgieron durante el siglo XIX.

Pero independientemente del tipo de terapia somática que tengamos hoy, todas comparten una idea fundamental: que el cuerpo está conectado con la mente y puede ayudar a tratar a alguien que tiene problemas con su salud mental. Afortunadamente, este ha demostrado ser un enfoque más holístico que la psicoterapia estándar.

Las ocho formas de terapia somática

Antes de continuar, debemos comentar los diferentes tipos de terapia somática que existen; tenemos ocho de ellos:

1. Psicoterapia sensoriomotriz

Al incorporar la psicoterapia, la terapia somática, la teoría del apego, la neurociencia y el enfoque Hakomi, la psicoterapia sensoriomotriz te permite revivir de manera segura un evento traumático y luego completar cualquier acto inacabado del evento inicial, como no poder defenderte de un atacante. Este enfoque te ayudará a lograr un sentido de completitud y cierre.

2. Desensibilización y reprocesamiento del movimiento ocular (EMDR)

A diferencia de muchas otras terapias para traumatismos, EMDR utiliza "estimulación bilateral" para cambiar la forma en que un recuerdo traumático permanece en el cerebro. La estimulación bilateral implica mover el cuerpo de una manera rítmica que afecta a ambos lados del cerebro, como mover rápidamente la mirada de izquierda a derecha o alternar golpecitos en la rodilla izquierda y derecha mientras te concentras en un recuerdo específico.

3. Brainspotting (BSP)

El Dr. David Grand, terapeuta EMDR y analista relacional, desarrolló la terapia Brainspotting en 2003. Desde entonces, se han formado más de 12.500 terapeutas BSP en seis continentes, con aproximadamente 50 formadores en todo el mundo. BSP es un tipo de psicoterapia en el que se utilizan áreas específicas del campo visual para descubrir traumas no procesados en el cerebro subcortical (la parte del cerebro que desempeña funciones cruciales en las funciones cognitivas, sociales y emocionales de los humanos).

BSP procesa y libera los traumas almacenados que sustentan una amplia gama de trastornos físicos y emocionales mediante el uso de posiciones oculares pertinentes, conciencia somática y atención plena enfocada. Por lo general, BSP se usa junto con sonido bilateral (música o sonidos naturales que van y vienen entre los oídos derecho e izquierdo), equilibrando la activación de los hemisferios cerebrales derecho e izquierdo y activando el sistema nervioso parasimpático.

4. Psicoterapia dinámica experiencial acelerada (AEDP)

Se cree que nuestras emociones principales, que incluyen pena, ira, miedo, alegría, disgusto y excitación, son inherentemente buenas y, cuando se procesan por completo, nos dirigen naturalmente hacia el crecimiento, el cambio y la curación.

Muchos de nosotros, sin embargo, nos sentimos heridos en nuestras interacciones con los demás cuando experimentamos lo que Diana Fosha, la reconocida psicóloga que desarrolló el AEDP, llama: "soledad insoportable frente a una emoción abrumadora". Al utilizar AEDP, tu objetivo es tratar las heridas del apego "deshaciendo" tu aislamiento y procesando estas respuestas emocionales subyacentes de una manera nueva, segura y saludable.

5. Experimentación somática (SE)

La experiencia somática aborda las respuestas del cuerpo al trauma, y todo lo que tienes que hacer es describir tus experiencias traumáticas o los sentimientos corporales que encontraste durante los terribles incidentes. También puede implicar que usted mueva su cuerpo de una manera que provoque emociones negativas. Por supuesto, tendrás que aprender a liberar adecuadamente la energía almacenada para poder eliminar el desencadenante gradualmente.

6. Gestalt

Este tipo de terapia es un enfoque orientado a procesos que se desarrolló en la década de 1950 y ha impactado la creación de modalidades como la AEDP y la psicoterapia sensoriomotriz. Pero a diferencia de otras terapias, la Gestalt se centra en cómo uno puede crear significado y propósito para uno mismo en lugar de un trauma de apego.

La terapia Gestalt requiere que usted se concentre en el momento presente y realice un seguimiento de sus sensaciones, gestos y sonidos corporales para generar conciencia sobre las emociones subyacentes. Es un enfoque integral que se centra en el momento presente y puede ayudarle a aflojar las tendencias defensivas que le impiden acceder a su vitalidad de forma natural.

7. Hakomi

Hakomi se centra en la atención plena; debes estar presente en el momento sin juzgar. Primero, tendrás que crear una atmósfera de aceptación amorosa antes de identificar las indicaciones físicas de creencias ocultas. Después, querrás acceder inmediatamente a la información inconsciente y trabajar para liberarla de manera segura.

8. Neurosomática (NST)

Este tipo de terapia funciona bien para aquellos cuyos síntomas están más cerca del extremo físico del continuo mente-cuerpo. NST localiza orígenes ocultos del estrés y el malestar en el sistema neurológico, el sistema esquelético y los tejidos blandos. Los masajes, el trabajo postural y los ejercicios para rectificar los desequilibrios son los tratamientos clave empleados en este enfoque de terapia somática.

¿Cómo funciona la terapia somática?

¿Alguna vez has tenido tensión muscular, especialmente en el cuello, los hombros, la mandíbula y la espalda? ¿O tal vez has experimentado malestar significativo, dolor, rigidez y dificultades con tus actividades diarias?

Por supuesto, estos sentimientos ocurren como resultado de la ansiedad, la preocupación crónica o la angustia; es casi como si tuvieras el pie en el acelerador. Aunque no estás experimentando un ataque de pánico, nunca te sientes a gusto y tu cuerpo sufre un desgaste crónico.

La terapia somática funciona ayudando a identificar y reconocer los sentimientos y emociones corporales asociados con sentimientos desafiantes o eventos traumáticos. Estos sentimientos pueden ser el resultado de una variedad de condiciones y eventos con los que la terapia somática puede ayudar, como:

- Trastorno de estrés postraumático (TEPT).
- Ansiedad.
- Depresión.
- Duelo complicado.
- Dificultad con la confianza y la intimidad.
- Preocupaciones por la autoestima.

Pero, ¿cómo quedan atrapadas estas emociones en el cuerpo? Bien, veamos.

Estarías de acuerdo en que cuando expones tu cuerpo a un estrés constante, los síntomas físicos comienzan a aparecer. Después de una experiencia estresante, el sistema nervioso puede quedar atrapado en modo de supervivencia. Las hormonas del estrés, como el cortisol, se liberan constantemente, lo que provoca un aumento del azúcar en sangre y de la presión arterial que puede dañar el sistema inmunológico.

Además, algunas de nuestras experiencias negativas pueden dar lugar a creencias profundamente arraigadas a las que nuestra mente consciente no puede acceder. Estas podrían incluir creencias negativas o contraproducentes como: "Soy una mala persona" o "Nunca tendré éxito". Estas emociones negativas no permanecen escondidas en el cuerpo; surgen con frecuencia. Los síntomas del trauma se reavivan en personas que se exponen a situaciones nuevas y estresantes. Esto puede hacer que se sientan traumatizados una y otra vez.

Al utilizar la terapia somática, podrás liberar emociones dolorosas, traumas o sentimientos negativos acumulados en tu cuerpo. A continuación, se muestra un resumen de cómo es el proceso:

- Conciencia corporal: Este es uno de los primeros pasos de la terapia somática, que implica aprender a relajar el cuerpo. Quieres aprender a identificar y reconocer regiones de tensión en el cuerpo, así como pensamientos y sentimientos relajantes.

- Conexión con la tierra: Este es el acto de conectarte plenamente con tu cuerpo y la tierra. Sentir tu cuerpo, sentir tus pies en el suelo y calmar tu sistema nervioso son parte de la conexión a tierra.

- Colgante: Aquí, pasas de un estado relajado a uno que es comparable a tu evento traumático. Esto puede repetirse varias veces para permitirte liberar la energía almacenada.

Puedes sentirte incómodo o nervioso a medida que se libera la energía. También necesitarás volver a un estado relajado cada vez. Con el tiempo, sin embargo, desarrollarás gradualmente la capacidad de relajarte por ti mismo.

- Medición: Tendrás que pensar en cualquier cambio físico que se produzca mientras recuerdas el evento. Si tiene alguna sensación corporal, concéntrese en afrontarla a medida que surja.

- La secuencia: Esto implica prestar mucha atención a la secuencia en la que las sensaciones de tensión abandonan tu cuerpo. Por ejemplo, es posible que primero sientas una constricción en el pecho y posteriormente en la garganta. Luego, cuando la tensión abandona tu cuerpo, puedes experimentar temblores.

- Recursos: Esto implica recordar los recursos en tu vida que te hacen sentir seguro, como conexiones, rasgos de personalidad o incluso un lugar que amas visitar de vacaciones.

Idealmente, debería ser cualquier cosa que te ayude a sentirte tranquilo. Al recordar las emociones y sensaciones agradables vinculadas con tus recursos, estos funcionan como un ancla emocional.

Debido a que las emociones preocupantes están frecuentemente presentes en el cuerpo de manera debilitante, la terapia somática intenta drenar esas emociones de su poder, reduciendo el dolor y otros síntomas de estrés, como la interrupción del sueño o la incapacidad de concentrarse.

La conexión mente-cuerpo y su papel en la salud mental

Como ya sabes, el concepto básico de la terapia somática se basa en el hecho de que los acontecimientos de la vida de una persona, especialmente las malas experiencias, no sólo se almacenan en el cerebro sino también en el cuerpo.

El cerebro, también conocido como "centro de mando del cuerpo" o "supercomputadora humana", es un órgano fascinante y complicado. Sin embargo, el cerebro no es un dispositivo separado del resto del cuerpo; los dos están inextricablemente vinculados.

La investigación científica demuestra continuamente que las hormonas y los neurotransmisores (mensajeros químicos) relacionados con las emociones pueden tener impactos físicos. Pueden influir en nuestra presión arterial, frecuencia cardíaca, patrones de sueño e incluso nuestro apetito.

La investigación sobre la conexión mente-cuerpo alguna vez se consideró una ciencia marginal. Aun así, sólo entró en la corriente principal hace treinta años, cuando David Spiegel, director del laboratorio de investigación psicosocial de la Universidad de Stanford, descubrió que las mujeres con cáncer de mama que participaron en terapia de atención plena en grupo experimentaron menos dolor, una mejor calidad de vida e incluso vivieron más que las mujeres que solo recibieron atención médica tradicional.

Desde entonces, numerosos estudios científicos han explorado el vínculo entre nuestro bienestar físico y mental, y a menudo nos vemos conducidos a esta estrecha relación entre mente y cuerpo.

Los expertos somáticos creen que la mente y el cuerpo están indisolublemente entrelazados. También creen que el trauma y otras emociones crónicas desagradables pueden quedarse atrapados en nuestro cuerpo y afectar negativamente nuestra salud mental.

La conexión mente-cuerpo, también conocida como conexión somática, describe cómo nuestros pensamientos están vinculados con nuestros sentimientos.

Para aclarar, los "sentimientos" se refieren a sensaciones físicas percibidas en el cuerpo, y los pensamientos de una persona influyen en sus sentimientos, y viceversa.

Según esta teoría, cuando una persona tiene ideas negativas, ésta afecta tanto a su mente como a su cuerpo. Por lo tanto, este concepto de conexión mente-cuerpo abre un camino hacia la curación del trauma, el estrés, la ansiedad, la adicción y otras enfermedades de salud mental.

Según este punto de vista, la terapia que aborda la conexión mente-cuerpo podría ayudar a una persona a sanar. Sorprendentemente, el cuerpo tiene un potencial asombroso para curarse a sí mismo tanto física como emocionalmente.

Cuando una persona pasa por una situación estresante o traumática, el cuerpo entra en modo de supervivencia porque está en peligro. De hecho, su cuerpo trabaja para protegerlo y se comunica continuamente con su cerebro para mantener un estado de equilibrio.

Comparación de la terapia somática con otros enfoques de tratamiento

La psicoterapia, también conocida como "terapia de conversación", se ocupa de la mente y de cómo los pensamientos se relacionan con las emociones y los comportamientos. Comprende la terapia cognitivo-conductual (TCC), la terapia dialéctica conductual (DBT) y otras técnicas cognitivas. Se trata de identificar patrones y desarrollar habilidades para modificar los ciclos de pensamiento y comportamiento para obtener resultados más positivos.

La TCC le enseña nuevas formas de pensar, comportarse y reaccionar en diferentes situaciones. Mientras se somete a la TCC, un terapeuta le ayudará a comprender los patrones de pensamiento sesgados, cómo sus patrones de pensamiento dan forma a su percepción del mundo que le rodea y cómo esto influye en sus comportamientos y emociones. La TCC suele ser más disciplinada que la terapia de conversación tradicional, se limita a un número determinado de sesiones y con frecuencia incluye tareas para completar.

Mientras tanto, la DBT es un tipo de TCC que se ha demostrado que es más beneficiosa para pacientes que tienen respuestas emocionales intensificadas o muestran comportamientos más autodestructivos o impulsivos que el individuo normal. El término "dialéctico" se refiere a la existencia de fuerzas competitivas; dos cosas diferentes pueden ser ciertas al mismo tiempo. Ayuda a los pacientes a alejarse del pensamiento todo-o-nada, lo que lleva a respuestas emocionalmente poderosas. Debido a que la DBT se centra en las interacciones sociales y las relaciones, a menudo incluye tanto terapia grupal como sesiones individuales.

Sin embargo, en la terapia somática, el cuerpo es el punto de partida de la recuperación. Este tipo de tratamiento promueve la conciencia fisiológica y anima a las personas a sentirse seguras en su cuerpo mientras evalúan sus pensamientos, emociones y comportamientos.

Si bien la TCC se preocupa más por los pensamientos conscientes, especialmente en lo que respecta a la ansiedad y los comportamientos, ayudando a desensibilizar a las personas a las sensaciones incómodas, la terapia somática se trata más de aliviar esos malos sentimientos, en lugar de desensibilizar a las personas a ellos.

Las terapias somáticas tienen como objetivo abordar los efectos de los problemas de salud mental en nuestro sistema neurológico. Estos métodos se basan en hallazgos de que llevamos traumas en nuestros cuerpos y que existen indicadores físicos de estrés que nuestra conciencia puede pasar por alto en ocasiones. Podemos regular mejor el estrés y recuperarnos si conocemos los mensajes físicos que nos envían nuestros cuerpos.

La terapia de conversación, en esencia, involucra sólo la mente y no el cuerpo, animando a los pacientes a tomar conciencia de pensamientos y patrones de comportamiento preocupantes y tratar de modificarlos.

En la "terapia de conversación", podemos escuchar lo que siente un cliente (triste, contento, enojado o aterrorizado) mientras cuenta su experiencia, pero a menudo no sabe cómo acceder a sus sentimientos o expresarlos. Volver a una condición de reposo o neutralidad puede parecer difícil. Sin embargo, escuchar lo que siente nuestro cuerpo, así como lo que necesita expresar, puede ayudarnos a lograr una sensación de mayor relajación. El cuerpo puede funcionar como una veleta, informándonos sobre lo que queremos más y menos en la vida.

Incluso la meditación de atención plena, que algunos expertos consideran que tiene algún origen somático, es diferente de la terapia somática. Por ejemplo, la meditación de atención plena nos anima a permitir que los sentimientos entren en nuestra mente sin juzgar, en lugar de centrarnos específicamente en las sensaciones corporales que están sucediendo.

Bessel van der Kolk, un conocido terapeuta de trauma, explica el evento de la siguiente manera: "Las personas traumatizadas se sienten constantemente inseguras dentro de su cuerpo: el pasado está vivo en forma de un malestar interior persistente". Sus cuerpos son continuamente asaltados con señales de advertencia viscerales y, para controlar estos procesos, las personas con frecuencia se vuelven expertas en descartar sus corazonadas y adormecer la conciencia de lo que sucede en su interior. Aprenden a ocultarse de sí mismos."

Por eso, en comparación con los enfoques cognitivos, la terapia somática tiene un mayor potencial para tratar a personas traumatizadas. Puedes curarte interiormente de un trauma si empiezas a escuchar los mensajes de tu cuerpo y desarrollas gradualmente una sensación de seguridad interna.

Incluso el estrés prolongado puede tener un impacto perjudicial en muchos sistemas del cuerpo (nervioso, hormonal, neurotransmisor, sistemas de apego, etc.). La curación de diversas heridas psicológicas y fisiológicas se puede lograr aprendiendo a desviar nuestra atención hacia las sensaciones internas y desarrollando nuevas experiencias de autocuidado y regulación emocional.

¿Qué tan efectiva es la terapia somática?

Ahora, es posible que te estés preguntando: ¿es realmente tan efectiva la terapia somática? Y esa es una buena pregunta, especialmente con tantas terapias disponibles en la actualidad. Entonces, investiguemos juntos para ver la eficacia de la terapia somática.

En un estudio realizado por Brom D., Stokar Y., Lawi C., Nuriel-Porat V., Ziv Y., Lerner K., y Ross G. para el Diario de Estrés Traumático de Wiley, el 67% de las personas experimentaron alivio parcial o total de los síntomas inmediatamente después de sus sesiones de terapia somática. El estudio también encontró que el 90% de los participantes mantuvieron sus mejoras un año después del estudio.

Además, los participantes en esta investigación informaron una mayor relajación y una mejor conciencia de cómo el trauma afecta el cuerpo y la mente, lo que resulta en una mejor autorregulación.

Con base en estas estadísticas, es evidente cómo la terapia somática puede ser una herramienta importante para ayudar a las personas a controlar y superar los impactos del trauma, la ansiedad y la depresión.

Al final, notarás algunas mejoras favorables si dedicas tiempo a recibir terapia somática. La terapia somática puede aliviar los síntomas físicos dolorosos y al mismo tiempo ayudar a quienes padecen problemas de salud mental a desarrollar habilidades de afrontamiento saludables concentrándose en la relajación, la conciencia plena y el procesamiento de emociones desagradables en un entorno seguro.

En el próximo capítulo, nos centraremos en el sistema nervioso para permitirle comprender su verdadera esencia y el papel que desempeña en sus sentimientos y emociones, lo cual, por supuesto, es una idea fundamental sobre la que se basa la terapia somática.

CAPÍTULO 2

El sistema nervioso y su papel en las emociones

"Todas las emociones, incluso aquellas que están reprimidas y no expresadas, tienen efectos físicos. Las emociones no expresadas tienden a permanecer en el cuerpo como pequeñas bombas de tiempo: son enfermedades en incubación".

– Marilyn Van M. Derbur

Si has estado buscando terapia durante meses, de manera que te involucras sinceramente en sesiones donde estás libre y lo suficientemente seguro para compartir tus pensamientos, expresar tus emociones y probar terapias típicas de conversación que se centran en temas difíciles, el desarrollo de habilidades, o se basan puramente en la relación psicodinámica; es posible que experimentes un resultado positivo al principio. Pero sin intervenciones somáticas, de conciencia mente-cuerpo o de trauma, es probable que experimentes una sensación persistente de malestar dentro de ti, de modo que no te sentirás aliviado a largo plazo.

De hecho, no importa la cantidad de esfuerzo incansable que pongas; Continuará sintiendo lo mismo porque esas "terapias de conversación" se centran constantemente en "cuestiones basadas en el cerebro", asumiendo con frecuencia que la mente y el estilo de pensamiento están causando dolor psicológico.

Sin embargo, los problemas no siempre están "sólo en tu cabeza", ni siempre están asociados con un pensamiento ansioso, depresivo o estresante que sea la fuente del problema.

En la mayoría de los casos, tu cuerpo y cerebro, que forma parte del sistema nervioso y controla cómo piensas, aprendes, te mueves y sientes, han sido conectados en base a experiencias, dejando a tu cuerpo con creencias inconscientes y profundamente arraigadas que no son accesibles mediante enfoques cognitivos. Es durante estos momentos que te encuentras diciendo cosas como "Soy malo," "Estoy solo," o "Nunca sanaré".

Peor aún, ni siquiera eres consciente de las creencias que tienes la mayor parte del tiempo hasta que te enfrentas a una lucha relacionada con ellas, tal como en el caso de Sophie, que compartí en el Capítulo 1.

Dado que las emociones se procesan en el cerebro, tiene mucho sentido que nos enfoquemos en explorar el sistema nervioso. Al conocer qué partes del sistema nervioso se activan cuando sentimos diferentes emociones, se nos facilita practicar la terapia somática y enfocar nuestros ejercicios somáticos en áreas específicas, como calmar el sistema nervioso simpático cuando estamos ansiosos o activar el sistema nervioso parasimpático para ayudarnos a relajarnos.

Introducción al Sistema Nervioso

El sistema nervioso humano funciona como una unidad anatómica y fisiológica de alta velocidad. Controla los movimientos del cuerpo y, a través de su capacidad para recibir, procesar y transmitir información en forma de señales químicas y eléctricas, puede ajustar y afinar su control. La integración de vías de señalización química y eléctrica en el cerebro nos proporciona capacidades cognitivas, como la percepción, el pensamiento, la memoria y las emociones.

El sistema nervioso humano se puede dividir en dos partes principales:

El sistema nervioso central (SNC)

El cerebro y la médula espinal forman este sistema. La médula espinal es responsable de transmitir mensajes desde el cerebro al cuerpo y puede controlar reflejos rudimentarios sin recibir información del cerebro. El cerebro, por otro lado, procesa la gran mayoría de la información sensorial del cuerpo y está a cargo de coordinar funciones corporales conscientes e inconscientes como la sensación, el pensamiento y el mantenimiento de la homeostasis, o la capacidad del cuerpo para mantener un entorno estable. El cerebro se divide en las siguientes tres regiones:

- El prosencéfalo: Es responsable de procesar la información necesaria para ejecutar actividades cognitivas complicadas. Los procesos sensoriales, las habilidades motoras voluntarias, la comunicación y el pensamiento crítico están controlados por el prosencéfalo. También mantiene la homeostasis regulando el placer, el dolor, la temperatura corporal, la presión arterial, el hambre, la sed y la producción de hormonas.

- El cerebro medio: Une el prosencéfalo y el rombencéfalo y es responsable de conectar el cerebro con la médula espinal. Interpreta ruidos e imágenes y trabaja para controlar el movimiento ocular.

- El cerebro posterior: Controla la actividad muscular, el ritmo respiratorio, la frecuencia cardíaca, la presión arterial, el sueño y el estado de alerta mientras está despierto. Partes del rombencéfalo también controlan reflejos involuntarios como estornudar y tragar.

El sistema nervioso periférico (SNP)

Este sistema consta de todos los tractos neurales (nerviosos) que se encuentran fuera de estos tejidos centrales y se conectan con el resto del cuerpo. Envía señales hacia y desde el SNC, los órganos, músculos y sentidos del cuerpo. El SNP se divide a su vez en dos:

El sistema nervioso somático está compuesto por neuronas motoras y neuronas sensoriales que ayudan al cuerpo a realizar tareas voluntarias.

El sistema nervioso autónomo es una red de neuronas que conecta el SNC con los órganos internos del cuerpo. El sistema nervioso simpático y el sistema nervioso parasimpático también son elementos del sistema nervioso autónomo.

Respuesta de lucha o huida y el sistema nervioso simpático

Imagine que se enfrenta a un escenario estresante, ya sea ambiental, como una fecha límite de trabajo inminente, o psicológico, como el miedo constante a perder el trabajo; Estos eventos pueden desencadenar una reacción en cadena de las hormonas del estrés que resulta en cambios fisiológicos oportunos.

Si te encuentras en una situación así, notarás cómo tu corazón comienza a latir rápido a medida que tu respiración también comienza a acelerarse. Tus músculos se ponen rígidos y se forman gotas de sudor. Debido a que se origina como una estrategia de supervivencia, esta combinación de reacciones de estrés también se conoce como respuesta de "lucha o huida". Es lo que nos permite reaccionar rápidamente ante situaciones que ponen en peligro la vida.

El sistema nervioso simpático, que es un componente del sistema nervioso autónomo, es responsable de estimular la respuesta de lucha o huida en el cuerpo. Prepara la energía del cuerpo para actividades estresantes o que exigen mucha energía. De hecho, podría llamarse tu sistema nervioso "automático" porque controla muchas funciones en las que no es necesario pensar. Esto incluye, entre otras cosas, controlar la frecuencia cardíaca, la presión arterial, la digestión, la micción y la sudoración.

La respuesta de lucha o huida se caracteriza por una excitación fisiológica. Cuando estás estresado, tu ritmo cardíaco y tu presión arterial aumentan, tu digestión se ralentiza y el flujo sanguíneo a tus extremidades aumenta. También provoca la liberación de hormonas como el cortisol y la adrenalina. Esta cascada de eventos prepara tu cuerpo para defenderse contra peligros o estrés imaginados.

Tu sistema nervioso simpático puede afectar tu respuesta al peligro o al estrés:

- Ojos: dilata tus pupilas para dejar entrar más luz a tus ojos y mejorar tu vista.

- Corazón: aumenta tu ritmo cardíaco para incrementar el flujo de oxígeno al resto de tu cuerpo.

- Pulmones: relaja los músculos de las vías respiratorias, para mejorar el suministro de oxígeno a tus pulmones.

- Tracto digestivo: ralentiza la digestión para redirigir la energía a otras partes del cuerpo.

- Hígado: convierte la energía almacenada en el hígado en energía utilizable.

Estos efectos te ayudan en situaciones en las que debes pensar o actuar rápidamente. Mejoran tu visión, reflejos, resistencia y fuerza. Tu sistema nervioso simpático también se activa cuando tu cuerpo está bajo estrés, como cuando haces ejercicio o estás enfermo.

Los componentes de tu sistema nervioso simpático son comparables a los encontrados en otras regiones de tu sistema nervioso. Una neurona es la forma más común de célula y puede enviar y recibir mensajes. Para comunicarse, tu sistema nervioso simpático emplea moléculas conocidas como neurotransmisores. Estas sustancias son la norepinefrina, la epinefrina y la acetilcolina, entre otras.

La importancia de tu sistema nervioso simpático en responder a situaciones arriesgadas o estresantes se comprende bien. En ciertas condiciones, tu sistema nervioso simpático actúa para aumentar tu ritmo cardíaco, proporcionar más sangre a lugares en tu cuerpo que requieren más oxígeno o realizar otras acciones para ayudarte a escapar del peligro.

La actividad de tu sistema nervioso simpático también influye en tu sistema inmunológico y en los procesos de reparación en tu cuerpo. Si te lastimas, estos impactos pueden ayudar a que tu cuerpo se cure más rápido. La serie cuidadosamente planificada pero casi instantánea de cambios hormonales y respuestas fisiológicas te ayuda a luchar contra el atacante o a huir hacia un lugar seguro.

Respuesta de relajación y sistema nervioso parasimpático

Muchas cosas de origen neurológico o psicológico están causando estrés en las personas en este momento, haciendo que el cuerpo sienta que es hora de luchar o huir. Estar frente a una sala para una presentación, perder una llamada de Zoom, llegar tarde al trabajo: todo esto provoca agitación en el sistema nervioso simpático y hace que el cuerpo se sienta amenazado. Ese alto nivel de estrés eleva el ritmo cardíaco, dilata las pupilas, eleva la presión arterial y pone a todo el cuerpo en alerta máxima.

Por supuesto, la respuesta de lucha o huida del cuerpo se activa cuando experimentamos tal estrés y, tal vez, nos enfrentamos a un peligro.

Pero, ¿qué pasa una vez pasado el peligro?

Ahora, ahí es donde entra en juego el sistema nervioso parasimpático. Controla la capacidad de su cuerpo para relajarse.

A diferencia del sistema nervioso simpático, que se activa y alerta a los sistemas de nuestro cuerpo cuando expresamos estrés, el sistema nervioso parasimpático hace lo contrario al devolver el sistema nervioso autónomo a su funcionamiento normal.

También conocido como estado de "descanso y digestión", el sistema nervioso parasimpático ayuda a coordinar y mantener procesos diarios como la frecuencia cardíaca en reposo (la frecuencia cardíaca mientras el cuerpo está en reposo), el metabolismo y la constricción bronquial en reposo (que afecta tu frecuencia respiratoria). El sistema normalmente funciona para conservar energía. Le indica al cuerpo que conserve su energía mientras duerme y se relaja.

El sistema nervioso parasimpático participa en un proceso conocido como regulación negativa. Opera principalmente a través del nervio vago, que transporta señales del cerebro al cuerpo, pero también del cuerpo al cerebro. En otras palabras, su sistema nervioso parasimpático le dice a su cerebro lo que está sucediendo en lugar de que su cerebro le diga a su cuerpo qué hacer.

Cuando el sistema nervioso parasimpático funciona correctamente, reduce las posibilidades de sufrir enfermedades coronarias y accidentes cerebrovasculares, mejora el metabolismo digestivo, lo cual es bueno para el intestino y reduce las migrañas. También mejorará su salud física y emocional e incluso puede extender su vida. Una vez que la amenaza ha pasado, su cuerpo debe volver al estado en el que se encontraba antes de la respuesta de lucha o huida.

Luego, el sistema nervioso parasimpático toma el control, produciendo sustancias que ayudan al cuerpo a volver a un estado de reposo. El cuerpo entra en un estado de relajación fisiológica durante la respuesta de relajación. Normalizando la presión arterial, el ritmo cardíaco, la función digestiva y los balances hormonales.

En esencia, el sistema nervioso parasimpático está a cargo de la respuesta de relajación, lo que permite que el cuerpo se calme y vuelva a su estado anterior una vez pasado el período de estrés.

Reconocer los síntomas somáticos del estrés, la ansiedad y el trastorno de estrés postraumático

Según estimaciones, las enfermedades relacionadas con el estrés, que la mayoría de las veces se producen como consecuencia del funcionamiento inadecuado del sistema nervioso, incluidos el sistema nervioso simpático y parasimpático, representan entre el 60% y el 90% de todas las visitas médicas. Esta triste cifra subraya la importancia de aprender estrategias para relajar el cuerpo y afrontar el estrés y otras sensaciones desagradables.

Aunque el proceso puede ocurrir de forma natural, la terapia somática y sus diferentes variaciones, como la psicoterapia sensoriomotora, EMDR, BSP, etc., pueden ayudar a inducirlo, especialmente cuando se afronta sentimientos y emociones más complejas como el estrés, la ansiedad y el trastorno de estrés postraumático.

Pero, ¿cómo puedes saber cuándo estos sentimientos y emociones complejos se manifiestan en tu cuerpo?

Esto nos lleva a la necesidad de reconocer los síntomas somáticos de los siguientes sentimientos perturbadores:

Estrés

Todos nos vemos afectados por el estrés. Puede experimentar síntomas de estrés al disciplinar a sus hijos, administrar sus finanzas o afrontar una relación difícil. Hay estrés en todas partes. Sin embargo, el primer paso al emplear la terapia somática para controlar el estrés es comprender los signos somáticos del estrés.

Estos incluyen síntomas emocionales como agitación o frustración fácil, sentirte mal contigo mismo, perder el control de asuntos importantes, etc.; síntomas físicos como dolores de cabeza, baja energía, insomnio, etc.; síntomas cognitivos como pensamientos acelerados, olvidos y juicio deficiente; y síntomas conductuales como pérdida de apetito o comer en exceso, uso excesivo de drogas y alcohol, etc.

Ansiedad

Quizás esté familiarizado con los pensamientos acelerados y preocupantes que acompañan a la ansiedad. ¿Pero eres consciente de que la ansiedad también puede manifestarse físicamente? Cuando estás nervioso o agitado, tu respuesta de lucha o huida se activa, produciendo hormonas en tu cuerpo que pueden generar tensión y dolor. La ansiedad somática es la ansiedad que emerge en tu cuerpo. Los síntomas más comunes incluyen dolor abdominal, dolor en el pecho, malestar estomacal, fatiga, mareos, insomnio, dolores de cabeza, dolores musculares, tensión, etc.

Trastorno de estrés postraumático

La psicopatología, especialmente la sintomatología del estrés postraumático (PTSS) y el trastorno de estrés postraumático (PTSD), se ha relacionado con diferentes tipos de síntomas somáticos (físicos), como dolor crónico, agotamiento, dificultad para respirar y problemas gastrointestinales.

Saber cómo funcionan las respuestas de lucha o huida y de relajación en el cuerpo le ayudará a comprender mejor sus reacciones físicas ante el estrés y la ansiedad. Esto le ayudará a elegir técnicas somáticas apropiadas para abordar esas respuestas específicas.

Habiendo entendido qué es el sistema nervioso y el impacto que tiene en nuestras emociones, nuestro próximo objetivo será explorar la terapia somática más profundamente observando los seis principios básicos que forman la base de la práctica.

¿Qué opinas? Escuchemos

Las reseñas positivas de clientes increíbles como usted ayudan a otras personas que buscan deshacerse del estrés, la ansiedad y el trastorno de estrés postraumático a sentirse seguras al elegir este libro para guiar su camino.

Además, un viaje de crecimiento personal no debería verse empañado por muchos contratiempos. Tengo curiosidad por saber con qué facilidad (o no) lo encontraste. ¿Podrías tomarte 60 segundos para escanear el código y compartir tus experiencias felices?

Estaré eternamente agradecido. ¡Gracias de antemano por ayudar!

CAPÍTULO 3

Seis principios y prácticas fundamentales de la terapia somática

---

"Para cambiar, las personas necesitan tomar conciencia de sus sensaciones y de la forma en que sus cuerpos interactúan con el mundo que les rodea. La autoconciencia física es el primer paso para liberar la tiranía del pasado".

– Bessel van der Kolk

A principios del siglo XX, un caballo muy especial en Berlín llamado Clever Hans sorprendió al público con su inteligencia. Se afirmó que Hans podía leer, deletrear, realizar operaciones matemáticas básicas, seguir el calendario, decir la hora y entender alemán.

Su dueño, Wilhelm von Osten, era profesor de matemáticas en un gimnasio, entrenador de caballos aficionado y frenólogo, considerado también un místico. Sorprendentemente, se informó que Hans respondía correctamente las preguntas que le hacía su dueño golpeando su casco. Entonces, por ejemplo, si Von Osten le preguntara a Hans: "Si el octavo día del mes cae en martes, ¿cuál es la fecha del viernes siguiente?", Hans habría respondido correctamente a la pregunta golpeando su casco once veces. Las preguntas podían hacerse tanto oralmente como en forma escrita.

Tan increíbles eran las habilidades del caballo que el *New York Times* cubrió la historia en 1904. Sin embargo, después de una investigación formal en 1907, Oskar Pfungst, un biólogo y psicólogo comparativo alemán, demostró que Hans no entendía matemáticas y solo respondía a las señales no verbales transmitidas inconscientemente de Von Osten: sus movimientos, tensiones y expresiones faciales. En pocas palabras, Hans podía saber cuándo Von Osten esperaba que dejara de golpear su casco simplemente con observar a Von Osten.

Si bien Hans puede no haber sido un genio matemático como se supuso en un principio, su inusual sensibilidad ha ayudado a los investigadores a comprender el sesgo que surge de las señales inconscientes en las pruebas no doble ciego.

¿Cómo pudo este caballo en particular captar las señales no verbales de su dueño? ¿Hubo alguna relación resonante particular entre él y su dueño que agudizó su conciencia sensorial de las expresiones faciales, las tensiones corporales y los cambios sutiles en su respiración o movimiento de su dueño? ¿Estuvo involucrado el sentido del tacto? ¿El propietario, sin saberlo, transmitió la respuesta correcta mediante algún cambio sutil en su forma de sujetar la silla?

Desde la sensación de Clever Hans, varias otras especies animales han demostrado habilidades excepcionales para comunicarse con los humanos.

Sus historias nos recuerdan la capacidad innata que compartimos con otros animales para recibir grandes cantidades de información transmitida de forma no verbal y, en su mayoría, inconsciente. La vida de nuestros antepasados cazadores-recolectores dependía de esta capacidad y la utilizaban principalmente antes de que evolucionara el lenguaje hablado. Sin embargo, en nuestro mundo moderno, confiamos mucho más en lo que se dice que en *cómo* se dice.

Afortunadamente, la terapia somática nos ofrece la oportunidad de redescubrir esta habilidad olvidada. A través de prácticas somáticas, puedes aprender a perfeccionar tus sensibilidades y mejorar tu "sentido del caballo" interno con el único objetivo de curarte. A medida que te abres a una conexión profunda y sincera contigo mismo, querrás escuchar cómo hablas y lo que estás diciendo. También debes prestar atención a los cambios sutiles en la calidad de tu voz, las emociones faciales y el tono físico. Finalmente, debes ser consciente de tu respiración y tus movimientos involuntarios; de eso se tratan los seis principios y prácticas fundamentales de la terapia somática.

En este capítulo, exploraremos cada una de estas prácticas en detalle con ejemplos e instrucciones sobre cómo usarlas para tu curación y disfrutar de la experiencia de la auto-energía encarnada.

Conciencia

La conciencia somática, una parte integral y necesaria de la salud y el bienestar, es la conciencia de los estados y experiencias fisiológicos. Refleja nuestra capacidad para detectar, comprender y actuar según señales biológicas, y es esencial para mantener una condición física y mental saludable.

Si bien el concepto de sentir el cuerpo parece sencillo, no todos pueden conectarse fácilmente con su cuerpo. En algunas situaciones, es posible que te encuentres con el desafío de estar altamente defensivo, intelectualizado o disociativo, por lo que quieres tomarte tu tiempo para desarrollar la conciencia somática. Estar en control del ritmo de las intervenciones es una parte importante de la terapia.

Parte de la práctica de la conciencia consiste en cultivar la capacidad de mantener la curiosidad sobre las experiencias momento a momento sin juzgar ni interpretar lo que está sucediendo. Durante el proceso, deseas asegurarte de ralentizar el ritmo de las interacciones terapéuticas para que puedas observar y mantener la curiosidad sobre las sensaciones en tu cuerpo. Y si estás trabajando con un terapeuta, ellos pueden ayudarte a tomar conciencia de tu cuerpo al animarte a describir lo que estás experimentando.

A continuación, se detallan los diferentes métodos para desarrollar la conciencia somática:

Meditación de escaneo corporal

La meditación de exploración corporal es una de las formas más sencillas de desarrollar la conciencia somática. Este ejercicio implica escanear mentalmente cada parte de tu cuerpo y sintonizar las sensaciones sin juzgar.

Yoga consciente

Este método combina posturas físicas con conciencia mental para mejorar la conciencia somática. Puedes crear una conexión más profunda con tu cuerpo prestando atención a tu respiración, alineaciones posturales y sensaciones en cada posición.

Relajación muscular progresiva

Esta técnica implica tensar y luego relajar varios grupos de músculos del cuerpo, lo que da como resultado una mayor conciencia de las sensaciones físicas. Según las investigaciones, este ejercicio puede mejorar la conciencia corporal y reducir los síntomas de estrés y ansiedad.

Experiencia somática

Ya hablamos sobre la experiencia somática en el Capítulo 1, donde expliqué cómo Peter Levine desarrolló este enfoque terapéutico. La experiencia somática tiene como objetivo resolver el trauma a través del desarrollo de la conciencia corporal. Este ejercicio te ayudará a reconectar con tu cuerpo, mejorar la autorregulación y promover la curación.

Actividades de conciencia sensorio-motora.

El método Feldenkrais, la técnica Alexander y el movimiento consciente son prácticas que implican movimientos deliberados y concentrados destinados a mejorar la percepción somática. La técnica Alexander enfatiza la conexión entre la cabeza, el cuello y la espalda, denominada "control primario" que se encuentra en todos los animales. Se centra en reeducar los patrones de movimiento mientras tiendes a liberar la tensión muscular excesiva y restaurar el equilibrio y la coordinación. Mientras tanto, el método Feldenkrais se centra en la exploración del movimiento y la conciencia sensorial. Las sesiones individuales incluirán un masaje fuerte y suave, comenzando por los pies y avanzando hacia arriba. Hacerlo te ayudará a perfeccionar tus movimientos a través de secuencias suaves y exploratorias, lo que resultará en un profundo sentido de autodescubrimiento. En conjunto, estas estrategias pueden mejorar la funcionalidad general del cuerpo aumentando la conciencia de las sensaciones corporales.

La conciencia somática se basa en el uso de un lenguaje descriptivo en lugar de uno que sea juzgador. Por ejemplo, puedes describir la tensión en tu hombro derecho diciendo: "Mi hombro está apretado y contraído", en lugar de hacer una declaración como: "Mi hombro me duele y solo quiero que desaparezca". Una descripción de "apretado y contraído" implica una experiencia observada que no la hace buena ni mala, correcta ni incorrecta. Abstenerse de juzgar invita a la curiosidad sobre la tensión.

Sentimientos incómodos acompañados de pensamientos repetitivos como "hazlo desaparecer" pueden convertirse en métodos peligrosos de evitación como adicciones, trastornos alimentarios, comportamientos autolesivos o estallidos emocionales explosivos. Aumentar la capacidad de soportar la incomodidad a través de la atención plena de emociones intensas y sensaciones físicas poderosas es parte del desarrollo de la conciencia somática. Tal técnica puede disminuir la reactividad y promover la autorregulación con el tiempo.

También puedes identificar cuándo estás en el límite de tu ventana de tolerancia y trabajar para utilizar habilidades de afrontamiento y recursos para reducir el riesgo de disociación. Con el tiempo, esta práctica facilitará un estado de doble atención con un pie enraizado en el presente y el otro en el pasado para que puedas permanecer seguro mientras vuelves a procesar recuerdos traumáticos.

En lo que respecta al impacto de la conciencia somática en las experiencias traumáticas del cuerpo, la investigación indica que aumentar la conciencia somática puede tener varios beneficios. Entre ellos se incluyen mejoras en el control emocional, la reducción de los síntomas de ansiedad y depresión, así como el aumento del bienestar psicológico en general. Además, cultivar esta conciencia puede conllevar beneficios físicos como una presión arterial más baja, un sueño más reparador y una mejor salud en general. Además, estar más conectado con las sensaciones corporales y emociones puede fortalecer la capacidad de empatía y compasión hacia los demás, lo que a su vez puede promover relaciones más significativas y saludables.

Conexión con la tierra

El término "conexión con la tierra" se refiere a la capacidad de percibir el cuerpo utilizando sensaciones físicas para promover una sensación de estabilidad emocional y anclarse en el momento presente. Esto sirve como un recurso somático clave para el trauma y el agobio emocional.

Si tiendes a traumatizarte con frecuencia, es posible que encuentres dificultades para sentirte conectado con la tierra. Podrías tener dificultad para percibir y sentir tu cuerpo o incluso podrías sentirte desconectado de la realidad. Para procesar con éxito los recuerdos traumáticos en la terapia somática, necesitas poder anclar tu conciencia en el momento presente.

La conexión con la tierra facilita el estado de doble conciencia que es necesario para mantenerte seguro durante el reprocesamiento del trauma. A continuación, se presentan algunas de las áreas clave de la conexión con tierra somática:

Conexión mente-cuerpo

La conexión con la tierra somática promueve el conocimiento de la relación mente-cuerpo. Ayuda a las personas a darse cuenta de que las emociones se manifiestan como experiencias físicas y viceversa. Cultivar la conciencia de sensaciones fisiológicas como el estrés, la relajación, el calor o la incomodidad ayuda a las personas a permanecer presentes en el momento y a comprender las reacciones de su cuerpo ante diversas situaciones.

Autorregulación

Al emplear sensaciones corporales como indicadores de estados emocionales, la conexión con tierra somática ayuda a las personas a regular sus reacciones emocionales. Reconocer las señales físicas mejora la regulación emocional y te permite responder de manera efectiva, en lugar de impulsiva, a las señales.

Ejercicios de puesta a tierra

Estos ejercicios pueden variar, pero siempre incluyen establecer una sensación de estabilidad y conectarse con el momento presente. Pasar agua fría por las manos para sentir las sensaciones, mover el cuerpo de manera cómoda mientras se conecta con la tierra o simplemente ser consciente de la respiración puede ayudar a regular el sistema nervioso, promover la relajación y reducir el estrés.

Doble conciencia

Se refiere a la capacidad de ser consciente de dos cosas a la vez. En el contexto de la conexión somática, esto puede implicar ser consciente de una sensación corporal y al mismo tiempo reconocer un estado emocional.

Cuidados personales

La conexión a tierra somática es un tipo de práctica de autocuidado que ayuda a las personas a reconectar con sus cuerpos, manejar el estrés y desarrollar un sentido de bienestar.

La práctica se basa en utilizar la sabiduría del cuerpo, gestionar eventos emocionales y fomentar el bienestar general. Es una estrategia sólida y proactiva que cualquier persona, independientemente de su experiencia con un incidente traumático o la gestión del estrés, puede utilizar.

Puedes lograr la conexión a tierra sintonizándote con los sentidos (oír, ver, oler, saborear, tocar) como herramientas para anclar la conciencia en el momento presente. Además, la conexión a tierra implica percibir y sentir las piernas y los pies para ayudar a desarrollar tolerancia a las sensaciones fuertes.

Si bien las prácticas de conexión a tierra se asocian frecuentemente con la salud mental, pueden beneficiar otros aspectos de nuestra existencia, como nuestra salud física o nuestros esfuerzos artísticos.

Recursos

En el contexto de la terapia, los recursos son aquellos comportamientos, percepciones y habilidades que puedes usar para construir confianza en ti mismo y en tus habilidades, independientemente de los eventos que ocurran a tu alrededor. Los recursos abarcan una amplia gama de áreas, incluyendo lo físico, lo psicológico, lo emocional, lo intelectual, lo relacional, lo creativo y lo espiritual. Los recursos insuficientes comprometen la capacidad de una persona para desempeñarse bien y de manera completa en las circunstancias difíciles de la vida.

Lo que hace la creación de recursos somáticos es proporcionarte recursos creativos para que puedas alcanzar tu mayor potencial. Estos incluyen habilidades como ser capaz de sentir todas las emociones y sensaciones, pensar racionalmente, mantener la intimidad, ser físicamente fuerte y flexible, etc. Fomentan un estilo de vida creativo y equilibrado.

La creación de recursos es la práctica de invitar a tu mente y cuerpo a ser conscientes de experiencias de seguridad o bienestar, por más insignificantes que puedan parecer. Responder a una sensación percibida de "bienestar" comienza el proceso de educar a tu sistema nervioso para que la tensión pueda ser experimentada y luego regresar a un estado de calma.

Durante las sesiones terapéuticas, es preferible mantener la mayor presencia o conexión con el cuerpo posible. Cuando tus niveles de estrés son altos, tener a alguien que te guíe en la conexión activa con estados de resiliencia es muy útil.

Titulación

La titulación significa ralentizar las cosas. Debido a que el trauma es "demasiado, demasiado rápido y demasiado pronto", la renegociación del trauma busca contrarrestar esto.

Reducir el ritmo significa trabajar con pequeños fragmentos de eventos desafiantes a la vez. También implica hacer una pausa y tomarse el tiempo para notar los sentimientos corporales que corresponden a lo que se dice. Cuando hacemos esto, nuestras sensaciones corporales a menudo avanzan hacia el cumplimiento de respuestas protectoras que antes eran imposibles de lograr.

Para titular nuestra experiencia, nos mantenemos conscientemente en una condición emocionalmente segura abriendo o cerrando nuestra exposición a la estimulación. Dan Siegel, profesor clínico de psiquiatría en la Escuela de Medicina de la UCLA y director ejecutivo del Instituto Mindsight, se refiere a este lugar de desafío equilibrado y aprendizaje como la "Ventana de Tolerancia", un término utilizado en la meditación y la teoría de la psicología para ayudarnos a mantenernos en un lugar de elección y seguridad.

Apertura

Cuando estamos abiertos, estamos dispuestos y somos capaces de tener experiencias emocionales, viscerales y sociales plenas. Podemos recibir indicaciones del mundo exterior y observar qué sucede en nuestro mundo interior en respuesta. Estamos abiertos a nuevas experiencias porque nos sentimos cómodos y entendemos, en el fondo, que necesitamos estar abiertos para evolucionar hacia una persona más auténtica y resiliente. Estamos abiertos a incorporar nuevos conocimientos a nuestra historia interna provenientes de los maestros, la naturaleza, los compañeros de viaje y nuestra intuición. Ser abiertos no implica necesariamente que podamos atribuir significado cognitivo a nuestra experiencia, especialmente si es somática. Aun así, implica que tenemos la percepción necesaria para reconocer cuándo se ha producido un cambio en nosotros, cuándo se ha abierto una puerta o cuándo se ha eliminado un bloqueo en algún lugar de nuestro sistema.

Experimentamos una liberación cuando estamos abiertos y podemos llorar, reír o sentirnos muy vivos. Quizás tengamos uno de esos momentos de "¡ajá!". La apertura es un elemento vital en nuestro viaje hacia ser seres espirituales, conscientes y autocompasivos.

Clausura

No podemos estar abiertos todo el tiempo, en parte porque, como adultos, tenemos importantes tareas que hacer en el mundo que nos exige que pongamos límites, perseverancia, esfuerzo concentrado y atención repetitiva a nuestras tareas. Debemos poder subirnos a un coche y sortear el tráfico, así como responder veinte correos electrónicos en el momento oportuno.

El cierre es el contrapunto de la apertura. El cierre nos permite equilibrar la recepción de material nuevo con el tiempo para procesar ese material nuevo. Esto nos brinda suficiente espacio para integrar, compostar, asimilar y mover material en nuestro paisaje interno. Cuando cerramos, dejamos de absorber material emocional nuevo porque necesitamos tener equilibrio en nuestro sistema para funcionar.

Pendulación

La pendulación es el pulso natural del sistema nervioso entre etapas de expansión y contracción. Este es un concepto fundamental de la vida, como lo demuestran el flujo y reflujo de las mareas oceánicas, la apertura y cierre de las alas de los pájaros en vuelo, etc. Un sistema neurológico robusto puede alternar entre estado de alerta, acción, tranquilidad y descanso sin quedar bloqueado en ninguno de los extremos. La pendulación trae a la conciencia estados con "recursos" para ayudarnos a confiar en la capacidad de nuestros sistemas neuronales para cambiar entre estados opuestos. Entonces podremos practicar el cambio entre estados con más y menos recursos.

En la experiencia somática utilizamos la pendulación, que es la alteración de los sentimientos o emociones corporales entre los de expansión y los de contracción. Este flujo y reflujo ayuda a la integración de las polaridades a lo largo del tiempo. Es el mantenimiento de estas polaridades lo que permite una integración profunda y, en algunos casos, un cambio "alquímico".

He aquí cómo hacerlo:

Identificar el evento angustioso

¿Qué fotografía o imagen representa la peor parte de este evento? ¿Qué te viene a la mente cuando piensas en esta imagen? ¿De qué emociones eres consciente? ¿Dónde sientes esto en tu cuerpo? ¿Existe alguna palabra o frase que pueda representar este angustioso suceso?

Identificar un estado de recurso

¿Estarías dispuesto a encontrar un momento en tu vida en el que te sentiste fuerte, capaz y competente? Por ejemplo, puedes pensar en un momento en el que superaste algo desafiante o manejaste exitosamente una situación difícil. Intenta encontrar un momento en el que no te afectara ningún evento perturbador o angustiante. ¿Cuáles son las fortalezas de este recurso? ¿Qué emociones estás sintiendo? Tómate un momento y siente esto en tu cuerpo. ¿Cómo se siente y dónde lo sientes? ¿Hay una palabra o frase que represente este recurso? Permítete realmente conectarte con la sensación corporal que puedes sentir.

Practica la pendulación

Ahora, concéntrate en la palabra clave para el evento angustiante. Tómate un momento para permitirte sentir esto. Luego, deja ir el evento angustiante y trae de vuelta toda tu conciencia.

Comunicación no verbal

El proceso de transmitir un mensaje, sentimiento o idea a través de movimientos físicos, posturas y expresiones faciales se conoce como comunicación no verbal. Un estudio de la UCLA descubrió que la mayor parte de la comunicación es no verbal, aunque las estadísticas exactas del estudio, que mostraron que solo el 7% de cualquier mensaje se transmitía a través de palabras, el 38% a través de elementos vocales como el tono y el 55% a través de elementos no verbales como la postura y el gesto, son frecuentemente discutidos.

La comunicación no verbal, a menudo conocida como lenguaje corporal, puede adoptar numerosas formas y ser recibida de manera diferente por diferentes personas, especialmente entre culturas. Incluso la ausencia de tales indicadores no verbales puede ser significativa y, en sí misma, una forma de comunicación no verbal.

Cada movimiento y combinación de movimientos del cuerpo, como cambios de postura, dirección de los ojos, gestos de las extremidades y expresiones faciales, envía señales a los demás. Estas señales pueden ser sutiles o evidentes y pueden contradecirse entre sí: una persona puede decir una cosa mientras su lenguaje corporal transmite un significado completamente diferente. Esto es especialmente cierto cuando alguien no está diciendo la verdad. La comunicación no verbal es más informativa sobre los sentimientos reales de una persona porque a menudo es instintiva y difícil de fingir.

Debido a que la comunicación no verbal es vital para la capacidad de uno para negociar situaciones sociales y conectarse con los demás y el entorno en general, es lógico que la comunicación no verbal pueda ser una fuente importante de conocimiento en particular.

Un consejero que sea sensible a las expresiones no verbales de una persona, así como a las palabras que realmente pronuncia, puede identificar mejor cuando el lenguaje corporal y el habla de la persona no coinciden. Alternativamente, el consejero puede aprender más de los movimientos de una persona que de sus palabras. Estas pistas pueden ayudar al consejero y al individuo en tratamiento a identificar y acceder a dificultades emocionales más profundas de las que la persona puede no ser consciente.

A medida que el consejero proporciona una pequeña cantidad de material traumático, la experiencia somática considera el lenguaje corporal y las respuestas corporales del individuo en tratamiento. El consejero evalúa la reacción del individuo leyendo signos no verbales.

Al concluir este capítulo, es importante señalar que los ejercicios y técnicas para estas seis prácticas que he compartido pueden variar entre las diferentes terapias somáticas. Sin embargo, para nuestro estudio, nos centraremos únicamente en aquellos relevantes para lidiar con el trauma, el estrés y la ansiedad. De hecho, el siguiente capítulo, que marca el comienzo de la Sección A, habla de técnicas somáticas para navegar por los recuerdos traumáticos.

PARTE II

EJERCICIOS SOMÁTICOS DE 5 MINUTOS PARA TRASTORNO DE ESTRÉS POSTRAUMÁTICO, ESTRÉS Y ANSIEDAD

SECCIÓN A:

SUPERAR EL TRASTORNO DE ESTRÉS POSTRAUMÁTICO

CAPÍTULO 4

Navegando por los recuerdos traumáticos con herramientas somáticas

---

"Recuerda siempre, si has estado diagnosticado con trastorno de estrés postraumático, no es un signo de debilidad; más bien es una prueba de tu fuerza, ¡porque has sobrevivido!".

– Lugar Saludable

Es importante que comencemos este capítulo hablando de cómo llevamos nuestras experiencias traumáticas con nosotros y las formas en que dañan nuestra mente y nuestro cuerpo con el tiempo. El trauma es un campo que todavía se malinterpreta ampliamente, pero el primer paso para comprenderlo es conocer su definición.

Entonces, ¿qué es el trauma?

Contrariamente a la creencia popular, el trauma no es sólo un conjunto de malas experiencias; también incluye cómo respondemos a esas experiencias. Cosas o situaciones como un factor estresante persistente, una traición a la confianza en una relación, un accidente corporal o la pérdida inesperada de alguien cercano a ti son ejemplos de experiencias traumáticas. Aunque existe un amplio espectro de otras experiencias que comúnmente se consideran traumáticas. En términos sencillos, el trauma es una herida y cómo se trata.

Uno de los clientes con los que trabajé una vez recuerda haber mirado imágenes de sí mismo y haber visto una diferencia fundamental; el brillo de sus ojos era tenue, como si la luz de la alegría hubiera sido apagada.

Cuatro años después, sigue siendo un problema: Jade veía el mundo como una amenaza y experimentaba hipervigilancia continua, problemas para dormir, etc., lo que lo llevó a problemas personales más profundos. A menudo estaba de mal humor y no podía concentrarse. De hecho, normalmente estaba desorientado y preocupado.

También tenía la constante sensación de que había hecho algo mal, ya sea al causar su trauma o al no manejarlo adecuadamente. Jade a menudo se encontraba en una tremenda angustia, acompañada de gritos, llanto, temblores, balanceo, sollozos y desvinculación de la realidad.

El accidente seguía repitiéndose en su cabeza: la vista, el sonido, el tacto y el olor de esos eventos se repitieron varias veces a lo largo del día en lo que luego se dio cuenta de que eran flashbacks.

Tuve alrededor de once sesiones con Jade, durante las cuales él narró los pensamientos aterradores que había estado experimentando, los ataques de ansiedad y pánico, las noches de insomnio, los sueños, y todo lo demás. Estaba agradecido de que le hubiera ayudado a aceptar que estaba herido.

Jade tenía trastorno de estrés postraumático y yo lo ayudé a controlarlo.

Es crucial comprender cómo reacciona tanto tu mente como tu cuerpo durante y después de eventos traumáticos como este. Para Jade, alcanzar una sensación de seguridad tomó mucho tiempo. Al principio, incluso pequeños estímulos como el sonido de una bocina de automóvil o comentarios altos de desconocidos hacia sus amigos podían desencadenar ataques de pánico mucho antes de que él se diera cuenta.

El trauma, ya sea único, múltiple o prolongado, afecta a cada persona de manera diferente. Si sigues viendo cosas de tu pasado en tu vida actual, es una señal de que el recuerdo no fue procesado o codificado por completo como tus otros recuerdos. Afortunadamente, en este capítulo nos centraremos en cómo afrontar las experiencias traumáticas con la terapia somática.

El impacto del trauma en el cuerpo y la mente

Personas de todo el mundo enfrentan estrés y todo tipo de dificultades todos los días y, lamentablemente, no todas son capaces de afrontar estos desafíos. ¿Pero por qué es eso?

Imagina a los humanos como recipientes de agua, cada uno partiendo de una base hídrica distinta determinada por predisposiciones biológicas y traumas generacionales. Luego, la vida nos provee con más agua. Cuando aplicamos un poco de calor, los recipientes comienzan a hervir. En esencia, todos los seres humanos somos iguales. Sin embargo, existen ciertos elementos que pueden funcionar como amortiguadores, protegiéndonos de las inevitables dificultades de la existencia humana.

En esta representación, podría parecer que alguien en la cocina está cuidando la olla. Por supuesto, no hay nada de malo en hervir agua en una tetera. Es simplemente el resultado de los eventos que ocurren y la capacidad de cada uno.

Todos tenemos diferentes capacidades para afrontar los desafíos de la vida (debido a la resiliencia tanto inherente como adquirida), y ciertas experiencias traumáticas pueden incluso empujar a algunas personas más allá de sus capacidades de afrontamiento. Las repercusiones físicas y emocionales del trauma pueden resultar en experiencias como las siguientes:

- Recuerdos: Esto ocurre cuando continúas recordando partes de una experiencia terrible o tienes la sensación de que está sucediendo ahora mismo. Podría implicar ver imágenes de lo que ocurrió o experimentarlo a través de otros sentidos, como el gusto, el sonido o sensaciones corporales.

- Ataques de pánico: Éstas son una forma de reacción de miedo. Son una respuesta exagerada de tu cuerpo ante el peligro, el estrés o la excitación.

- Disociación: Una forma en que la mente afronta el estrés severo es mediante la disociación. Es posible que te sientas entumecido, distraído, desconectado de su cuerpo o como si el mundo que te rodea fuera surrealista.

- Problemas para dormir: Estos incluyen dificultad para conciliar o permanecer dormido, sentirte inseguro por la noche y tener pesadillas.

- Auto-descuido: Esto sucede cuando no puedes atender tus propias necesidades fundamentales, como alimentarte, mantener la limpieza y la seguridad en tu hogar. Puede que te descuides debido a una baja autoestima o a dificultades para adaptarte a la vida después de un evento traumático. Además, dicho evento puede perturbar tu rutina habitual, lo que dificulta aún más el autocuidado. Algunos traumas pueden dejarnos en situaciones donde tenemos escasos recursos para satisfacer nuestras necesidades básicas.

- Autolesiones: Ocurre cuando te lastimas intencionalmente para hacer frente a sentimientos extremadamente desagradables, recuerdos dolorosos o situaciones y experiencias abrumadoras.

- Sentimientos suicidas: Estos incluyen preocuparse con pensamientos de poner fin a la vida, contemplar técnicas de suicidio o hacer planes para llevarlo a cabo.

- Abuso de alcohol y sustancias: A menudo se recurre al consumo de alcohol y drogas para enfrentar sentimientos o recuerdos negativos. Para obtener más información sobre las repercusiones en la salud mental del consumo de drogas recreativas y alcohol, consulte nuestra página dedicada a este tema.

Muchos trastornos de salud mental tienen su origen en un trauma. De hecho, algunos problemas de salud mental pueden surgir repentinamente debido a un trauma. El trastorno de estrés postraumático (TEPT) y el trastorno de estrés postraumático complejo (TEPT complejo) son dos ejemplos.

El hecho de que hayas pasado por un trauma no significa que siempre tendrás estos problemas.

Además, el grado de peligro o gravedad de un encuentro no garantiza que alguien desarrolle PTSD. Además, si bien los síntomas del trauma pueden ser bastante graves, generalmente disminuyen con el tiempo.

Si estos síntomas persisten durante más de un mes o afectan significativamente tu vida diaria, es posible que desarrolles trastorno de estrés postraumático (TEPT). En tales casos, puede ser necesario buscar ayuda profesional.

El trastorno de estrés postraumático crónico y no resuelto se asocia con patrones de enfermedad y dolor crónico. Esta correlación es particularmente fuerte cuando ha habido exposición a eventos traumáticos en la infancia. Afecta el funcionamiento del sistema nervioso autónomo y altera el equilibrio rítmico de las funciones del sistema nervioso simpático y parasimpático. En parte, esto ocurre debido a cómo el PTSD crónico facilita cambios en el eje hipotalámico-pituitario-suprarrenal (HPA), la parte del sistema endocrino del cuerpo que controla cómo reaccionamos al estrés.

En un individuo sano, el hipotálamo envía señales a la glándula pituitaria para iniciar la liberación de cortisol por parte de las glándulas suprarrenales. Esta respuesta del sistema nervioso simpático prepara al cuerpo para movilizarse mediante la lucha o la huida. Cuando hay suficiente cortisol en el torrente sanguíneo, un circuito de retroalimentación negativa se comunica con el hipotálamo para detener el ciclo. Al finalizar la situación estresante, el cuerpo regresa a un estado de sistema nervioso parasimpático, lo que lleva al cuerpo hacia la relajación, la digestión y la regeneración.

Dentro de esta respuesta saludable al estrés, un individuo se recuperará con bastante rapidez de un evento estresante y la fisiología volverá a su nivel inicial. Por el contrario, las personas con PTSD no resuelto experimentan interrupciones en el funcionamiento del HPA.

Técnicas somáticas para el procesamiento emocional y la integración de la memoria

Ya es hora de que hablemos de curación.

Nuestras heridas sanan en oleadas. Parte de la recuperación del trauma se produce simplemente al alcanzar un nivel de estabilidad. Por eso, ante todo, queremos centrarnos en aumentar la sensación de seguridad. En cualquier experiencia traumática, teníamos demandas insatisfechas: cosas que no deberían haber sucedido o que deberían haber sucedido, pero no sucedieron. Necesitamos sentirnos lo suficientemente seguros y arraigados para ir allí y realizar un procesamiento más profundo.

Los síntomas somáticos como los que discutimos en el Capítulo 2 son más propensos a desarrollarse en personas que tienen reacciones de estrés traumático, como el TEPT. La experiencia somática también ayuda a determinar si estás "atascado" en la reacción de lucha-huida o congelación. Esto podría resultar en síntomas crónicos de estrés además de aquellos vinculados al trauma.

Uno de los objetivos principales de la terapia somática es ayudarlo a integrar tu cuerpo y mente y mejorar tu capacidad para regular sus emociones. Esto puede ayudar a controlar algunos de tus síntomas más molestos. Aquí hay algunos ejercicios de terapia somática que podrías considerar practicar en casa:

Toma de tierra

Los ejercicios de conexión a tierra te ayudan a centrarte y anclarte en el momento presente. Esto podría ayudarte a desviar tu atención de los recuerdos inquietantes. La conexión a tierra puede ser especialmente beneficiosa si sufres de flashbacks, ansiedad o síntomas de disociación.

Aquí hay algunas estrategias de conexión a tierra en el hogar que puedes probar:

Ejercicio 1

Empieza por enjuagarte las manos con agua fría. Presta atención a cómo se siente la temperatura en diferentes partes de tu mano, desde la muñeca hasta las uñas. Cambia a agua tibia y presta atención a cómo se sienten tus manos. Haz esto durante unos minutos o hasta que te sientas relajado.

Ejercicio 2

Mueve tu cuerpo de formas que te resulten naturales. Estas pueden incluir brincar, bailar, trotar en el lugar o estirarte. Presta atención a cómo se siente tu cuerpo mientras te mueves. Esto es posible con un escaneo corporal: simplemente comienza con tus dedos de los pies y avanza hacia arriba por tu rostro, una parte del cuerpo a la vez.

Ejercicio #3

Concéntrate en tu respiración mientras controlas cómo inhalas y exhalas. Comienza respirando contando hasta cuatro, manteniendo durante tres segundos y luego exhalando contando hasta cuatro nuevamente. Intenta repetir una palabra alegre después de cada inhalación. Algunos buenos ejemplos incluyen "seguro", "tranquilo", "simple" o "libre".

Ejercicio #5

Tensa y relaja diferentes regiones de tu cuerpo. Por ejemplo, durante unos segundos, presiona tus pies contra el suelo con toda la fuerza que puedas. Luego, suelta la presión y toma nota de cómo se sienten tus pies ahora. También puedes apretar los brazos de tu silla tan fuerte como puedas, luego relaja lentamente y suelta.

Ejercicio #6

Juega un juego de "categorías" contigo mismo. Considera varias categorías de objetos que comiencen con una letra específica, como perros, estados o ciudades. Sólo pasa a la siguiente letra una vez que hayas encontrado al menos cinco objetos que comiencen con esa letra.

Recursos y visualización

Obtener recursos implica sintonizar con sentimientos corporales específicos que pueden ser opuestos a lo que estás sintiendo en el momento. Este proceso suele ser largo y un terapeuta puede ayudarte en él, aunque realizar ciertos ejercicios en casa puede ser un buen comienzo.

Cuando experimentes pensamientos, emociones o sensaciones corporales angustiosas, puedes emplear tanto los recursos como la visualización. Puedes aliviar algo de estrés concentrándote en establecer una experiencia "segura" en tu mente y cuerpo. Estas son las formas de hacer esto:

Ejercicio #7

Hazte un refugio mental. Puedes lograr esto regresando a un momento y lugar donde te sientas seguro y feliz. Podrías crear un nuevo refugio que no hayas visitado antes. Considera los colores, fragancias y texturas. Siente tu cuerpo allí y presta atención a lo cómodo que estás.

Ejercicio #8

Recuerda a las personas en tu vida que te traen felicidad. Puedes comenzar mirando fotografías de ellos o reviviendo momentos compartidos. Llena tu mente con la presencia de ellos y reflexiona sobre por qué te hacen feliz.

Autorregulación

En general, la autorregulación emocional implica navegar a través de las emociones para poder ajustarse cuando causan angustia. Este proceso está estrechamente relacionado con el sistema nervioso en la terapia somática.

Un trauma no abordado puede llevar a una desregulación del sistema nervioso autónomo. Esto podría manifestarse en un estado de alerta constante. Como resultado, es posible que reacciones ante el estrés y situaciones cotidianas de maneras que están influenciadas por tu experiencia traumática anterior.

Puedes probar algunas de estas técnicas para ayudarte a autorregularte:

Ejercicio #9

Abrázate por cruzando el brazo derecho sobre el pecho, con la mano cerca del corazón. Cruza tu brazo izquierdo y apoya tu mano izquierda sobre tu hombro derecho. Según Levine, esto puede hacerte sentir protegido al hacerte sentir contenido.

Ejercicio #10

Golpea todo tu cuerpo con la mano en posición de taza, desde los pies hasta la cabeza, durante el tiempo que necesites. O en lugar de golpear, puedes apretar diferentes regiones de tu cuerpo. Esto no solo te ayudará a sentirte centrado, sino que también ayudará a que tu cuerpo comprenda tus límites, brindándote una sensación de control y seguridad.

Escaneos corporales

Candela Brower, un practicante canadiense de SEI describe los escaneos corporales como una "meditación activa" que puede ayudar a relajarte. A continuación, se explica cómo practicar el escaneo corporal:

Ejercicio #11

- Comienza por adoptar una posición cómoda, preferiblemente sentado. Cierra los ojos por un momento.

- Concéntrate en la parte inferior de tu cuerpo. Toma nota de cómo se sienten tus pies en el suelo. Cambia lentamente tu atención a los tobillos, las rodillas, los muslos y la pelvis. A medida que avanzas por su cuerpo, observe la temperatura, la presión, la tensión y cualquier otra sensación.

- Siempre que sientas estrés, respira profundamente y exhala mientras lo deja ir. Puedes pasar a la siguiente parte del cuerpo una vez que sientas que se relaja.

- Cuando hayas terminado con la parte inferior del cuerpo, continúa con la parte superior. Incluye órganos internos como el estómago, el corazón y los pulmones.

- Finalmente, concéntrate en tu cuello, cabeza y cara.

Trabajar con flashbacks y pensamientos intrusivos a través de la conciencia corporal

Después de un incidente traumático, como abuso o violencia sexual, verse involucrado en un accidente o sufrir una enfermedad grave, algunas personas desarrollan preocupaciones sobre el evento y tienen flashbacks que hacen que parezca que el evento está sucediendo nuevamente.

Los flashbacks pueden ser perturbadores y es posible que sientas que no tienes control sobre cuándo ocurren o si ocurren. Aparte de la tristeza y la preocupación, hay una variedad de experiencias desagradables relacionadas con flashbacks, que requieren el uso de métodos de afrontamiento.

Los flashbacks tienden a aparecer de dos maneras:

- Experimentar recuerdos vívidos e inquietantes del evento y tener pensamientos no deseados al respecto.

- Ser impulsado por imágenes, sonidos u olores que lo transporten al evento.

Durante un flashback, es posible que sientas que estás en medio del incidente y que las emociones que sentiste en ese momento regresan. Puede ser vívido y aterrador, y puede que no sea fácil distinguir un flashback de la realidad mientras se experimenta uno. Algunos síntomas físicos relacionados con la ansiedad incluyen palpitaciones del corazón, temblores, náuseas, sudoración, opresión en el pecho y dificultad para respirar.

Se desencadena una respuesta de miedo en tu cerebro, lo que hace que entres en modo de lucha, huida o congelación. Los flashbacks son indicios tempranos de que tu cerebro aún tiene que digerir completamente lo que ocurrió.

El tiempo puede ayudarte a lidiar con los flashbacks mientras tu cerebro procesa lo que sucedió. Sin embargo, en la mayoría de las circunstancias, deberás trabajar en el procesamiento del evento para poder continuar. Afortunadamente, a continuación, te ofrezco soluciones comprobadas para ayudarte con esto:

Ejercicio #12

Escribir/recitar el evento: Repasar una experiencia horrorosa puede ser lo último que quieras hacer después de vivirla, pero con frecuencia es el primer y más importante paso para lidiar con las repercusiones. Los eventos traumáticos, como se mencionó anteriormente, pueden influir en tu memoria, haciendo que algunas partes se "pierdan" y se fragmenten en múltiples recuerdos, lo que dificulta recordar el evento completo. Puedes empezar a unir todas tus memorias dispersas, como un rompecabezas, escribiendo o relatando la experiencia a alguien (recomiendo a un terapeuta informado sobre traumas).

Ejercicio #13

Conozca sus factores desencadenantes: Cuando experimentes un flashback, intenta identificar qué lo desencadenó. Podría ser algo que viste, oliste o incluso probaste. Haz una lista de estos desencadenantes y evalúa si hay alguna forma de evitarlos. Por ejemplo, si la vista de un quirófano desencadena tus recuerdos, podrías evitar ver programas médicos en la televisión. Sin embargo, es importante tener en cuenta que esta estrategia puede no funcionar para todos los tipos de desencadenantes. Por lo tanto, es crucial abordarlos de frente y trabajar en su gestión de manera directa.

Ejercicio #14

Toma de tierra: Esto te ayuda a diferenciar entre el flashback y la realidad durante un episodio. Para recordar que estás en el presente y no reviviendo el incidente traumático, intenta tocar algo tangible, decir tu nombre y la fecha, o enumerar elementos a tu alrededor (como cinco objetos que puedas ver).

Además, llevar contigo un objeto de anclaje o conexión a tierra podría ser útil para futuros episodios, como acariciarlo u olerlo, para ayudarte a mantenerte presente y en control.

Ejercicio #15

Utiliza el ejercicio 5-4-3-2-1: Algunos han descubierto que al enfocarse en sus cinco sentidos (lo que pueden ver, saborear, escuchar, oler y tocar) pueden detener los flashbacks de manera efectiva. Durante un episodio de flashback, utilizar los sentidos puede ser una herramienta valiosa para volver al momento presente. Puedes experimentar involucrando tus sentidos de diferentes maneras, como disfrutar de aromas agradables como especias o velas, sentir el agua fresca correr sobre tus manos, rociar agua fresca en tu rostro, acariciar una tela suave, caminar descalzo sobre el césped, o saborear alimentos con sabores intensos como un pepinillo o un limón.

Ejercicio #16

Respiración lenta y profunda: El estrés y el terror causados por un flashback pueden tensar los músculos y acelerar los latidos del corazón y la respiración. En la práctica, esta es tu respuesta de lucha o huida. Sin embargo, la hiperventilación, que ocurre cuando estás aterrorizado o en pánico, puede hacer que tengas dificultades para recuperar el aliento o incluso sentir que no puedes respirar. En esencia, respirar demasiado rápido frecuentemente exacerba tu angustia. Trabajar para controlar la respiración te brinda más que simplemente algo en qué pensar. Mantener un ritmo respiratorio constante también te ayuda a sentirte más tranquilo y relajado.

Desarrollar la autocompasión y la resiliencia después de un trauma

Cuando atravesamos situaciones adversas, muchos de nosotros adoptamos una actitud severa hacia nosotros mismos. En lugar de brindarnos el mismo nivel de compasión y apoyo que ofreceríamos a un ser querido, tendemos a autocriticarnos ("¿Qué te pasa?"), a retraernos de los demás o a sentirnos avergonzados ("No valgo nada"), y nos sumergimos en un ciclo de pensamientos tratando de encontrar sentido a lo sucedido ("¿Por qué a mí?").

Cuando enfrentamos situaciones terribles, a menudo nos enfrentamos a un diálogo interno desafiante, culpándonos a nosotros mismos desde ambos lados: "Soy malo porque abusaron de mí" y "Abusaron de mí porque soy malo". En ocasiones, recurrimos a sustancias como drogas o alcohol, o nos autolesionamos en un intento de adormecer el dolor si no logramos desconectarnos mediante la disociación. A pesar de nuestro deseo de dejar atrás esos pensamientos y continuar con nuestras vidas, nos encontramos atrapados en una lucha constante contra pensamientos intrusivos, pesadillas y flashbacks.

Estas reacciones solo prolongan y agravan nuestro sufrimiento. Sin embargo, tenemos la fortuna de poseer la capacidad de responder a nuestro dolor de una manera calmante y curativa: la autocompasión.

Según el Dalai Lama, la compasión es "abrirse al sufrimiento con el deseo de aliviarlo", y la autocompasión implica adoptar la misma actitud compasiva hacia uno mismo. Hay tres componentes principales de la autocompasión:

- Bondad hacia uno mismo, que significa ser cálido y amoroso con uno mismo cuando las cosas van mal en la vida;

- Un sentido de humanidad común, que reconoce la naturaleza compartida del sufrimiento en situaciones difíciles en lugar de sentirse trágicamente solo; y

- Mindfulness, que se refiere a la capacidad de abrirse a una experiencia dolorosa y de reconocer el dolor con conciencia no reactiva y equilibrada.

En su conjunto, la autocompasión se opone a nuestra respuesta habitual a las amenazas internas: la autocrítica, el autoaislamiento y el ensimismamiento.

Para los sobrevivientes de un trauma, la autocompasión se presenta como un desafío complejo y una valiosa oportunidad de sanación. Explora la forma en que nos tratamos internamente de manera instintiva tras enfrentar experiencias traumáticas. Sin embargo, también puede impactar el delicado equilibrio emocional entre enfrentar y evitar los recuerdos dolorosos, actuando como una herramienta de doble filo que penetra el dolor presente y abre heridas del pasado.

En su sentido clínico más amplio, la autocompasión implica un cuidado sobresaliente de uno mismo tanto a corto como a largo plazo. Busca fortalecer la capacidad para aceptar y transformar los recuerdos dolorosos en el corto plazo, y promover una exposición segura y la no evasión de esos mismos recuerdos a largo plazo.

Prácticas como disfrutar de una taza de té, tomar un relajante baño caliente, conversar con amigos, realizar ejercicio físico y deleitarse con la música son ejemplos de autocompasión. Por lo general, el autocuidado conductual se considera más seguro que las actividades de entrenamiento mental, como la meditación. Aunque en ciertos casos, el uso de medicamentos contra la ansiedad puede ser necesario, es importante considerar que, a largo plazo, podría convertirse en una estrategia de evasión que se debe abordar cuidadosamente.

Si eres capaz de meditar, afrontarás los problemas de la vida diaria de forma compasiva contigo mismo. La meditación de autocompasión cultiva una intención o actitud amable. El objetivo final es enfrentar el sufrimiento personal y al mismo tiempo sentirse protegido para que se pueda sentir el dolor y comenzar el proceso de curación.

Además, puedes hacer uso de meditaciones guiadas y afirmaciones para desarrollar el amor propio y la resiliencia. Recitar afirmaciones como las siguientes a continuación definitivamente te pondrán en el camino del autocuidado, la confianza y el bienestar que te espera:

Ejercicio #17

Soy merecedor de amor y aceptación.

Soy suficiente en mi estado actual.

Me amo y me respeto incondicionalmente.

Las opiniones de los demás no deciden mi valor.

Estoy orgulloso de en quién me estoy convirtiendo.

Merezco todas las cosas buenas que la vida tiene para ofrecer.

Yo irradio confianza, autoestima y armonía.

Elijo aceptarme completamente.

Mi desarrollo parte de una posición de amor propio.

Al final, la terapia somática puede ayudarte a superar el trauma e incluso el trastorno de estrés postraumático. Al menos, recuerda esto: tu mente y cuerpo siempre están tratando de hacer lo mejor para ti, y si has pasado por un trauma, todos los síntomas que ves y experimentas son meros indicadores que te llevarán exactamente a donde necesitas ir. Pero te lo aseguro; la curación es posible.

Aunque puedes hacer la mayoría de los ejercicios de terapia somática que he compartido por tu cuenta, trabajar con un terapeuta capacitado te ayudará a beneficiarte verdaderamente de este enfoque. La próxima ola de curación implica profundizar, ya que veremos cómo puede liberar la tensión y el trauma acumulado en tu cuerpo.

CAPÍTULO 5

Liberar la tensión y el trauma mantenido en el cuerpo

"Hay heridas que nunca aparecen en el cuerpo y que son más profundas y dolorosas que cualquier cosa que sangre".

– Laurell K. Hamilton

A veces, nuestros músculos pueden endurecerse, incluso después de que los factores estresantes dejan de afectarnos. Si nos acostumbramos a que ocurra esta tensión, es posible que ni siquiera nos demos cuenta. Esto se debe a que nuestros cuerpos han evolucionado para funcionar principalmente en modos de supervivencia como congelarse, luchar o huir.

Afortunadamente, podemos liberar esa tensión y emociones reprimidas a través de ejercicios somáticos y desarrollar el autocontrol emocional. Es más, puedes practicarlo a diario independientemente de cómo te sientas: tenso, ansioso o bajo presión. Al guiarte para restablecer una sensación de seguridad en tu cuerpo y liberar la energía aprisionada, puedes aprovechar esta terapia para mejorar tu bienestar general.

Todo lo que tienes que hacer es encontrar un espacio seguro en el que puedas examinar tus sentimientos y experiencias. Luego, trata de descubrir las causas subyacentes de la tensión y el trauma, luego trabaja para aliviar el cansancio tanto corporal como mental.

La idea fundamental detrás de la liberación somática es obtener acceso a las reacciones protectoras del cuerpo después de una experiencia traumática. Nuestro sistema nervioso y cerebro trabajan juntos para facilitar la liberación somática.

Como mencioné en el Capítulo 2, nuestros cuerpos entran en modo de lucha o huida cuando nos enfrentamos a una situación estresante o traumática inesperada para mantenernos a salvo de cualquier daño. Dos síntomas comunes de esta reacción son latidos cardíacos rápidos y respiración superficial. Incluso después de que la amenaza haya pasado, podemos seguir experimentando estrés si no tenemos los medios para absorber e integrar la experiencia perturbadora. Esto significa que nuestro sistema nervioso permanece en modo defensivo y es incapaz de acceder a la autorregulación y la seguridad.

Además, las emociones asociadas con situaciones estresantes y eventos traumáticos pueden almacenarse en nuestro cuerpo a medida que ocurren. Como resultado, nuestros cuerpos presentan síntomas físicos y mentales, incluidos dolor y tensión. Si bien algunas personas se curan después de un tiempo, la mayoría encuentra problemas que afectan profundamente sus sistemas neurológicos, lo que eventualmente puede resultar en problemas como tristeza, ansiedad y trastorno de estrés postraumático.

La buena noticia es que la liberación somática puede ayudarnos a sanar rápidamente del trauma y el estrés al fortalecer nuestra conexión mente-cuerpo y ayudarnos a controlar nuestro sistema nervioso. Y si usted es del tipo que experimenta síntomas como resultado de un incidente traumático, disfrutará de mucha paz y comodidad después de practicar los consejos de este capítulo. También podrá controlar sus emociones, lograr el equilibrio en su vida y experimentar una nueva sensación de paz.

Ejercicios somáticos para liberar tensión

Comenzaremos con ejercicios somáticos específicos que se dirigen a áreas específicas del cuerpo, particularmente el cuello, los brazos, las manos, los hombros y la espalda baja, que son las partes que frecuentemente soportan mucho estrés.

Nos concentraremos en mover y sostener diferentes áreas de nuestro cuerpo de manera que alarguen los músculos. La última meta de realizar estos ejercicios es aumentar tu rango de movimiento y flexibilidad alrededor de estas áreas comunes de retención de traumatismos.

Pero antes de comenzar, es importante decir esto. En primer lugar, muévete lenta y suavemente. Ten siempre una actitud de exploración y descubrimiento. En otras palabras, mientras haces los movimientos, mantén tu atención hacia adentro y observa tus sentimientos desde adentro hacia afuera.

Además, una vez que domines los movimientos, te animo a que cierres los ojos para favorecer esa interocepción, sintiendo la sensación interna.

Ahora, procedamos.

Cuello

El ejercicio que haremos aquí se llama liberación somática del cuello.

Ejercicio #18

- Siéntate en el suelo y coloca la pierna derecha justo detrás de ti. Luego, intenta cruzar la pierna izquierda sobre la derecha de manera que el muslo izquierdo toque el muslo derecho.

- Coloca tu mano derecha sobre tu hombro izquierdo y extiende el codo hacia afuera. Tu mano izquierda debe apoyarse en el suelo para ayudarte a mantener el equilibrio. Asegúrate de mantener una postura erguida mientras realizas este movimiento.

- Ahora, gira completamente hacia la izquierda, haciendo una vuelta completa. Mantén esa posición y luego gira la cabeza hacia la derecha. Después, suavemente gira la cabeza de nuevo hacia la izquierda, enfocando tus ojos en un punto específico en la pared detrás de ti.

- Ahora relaja tus manos y hombros mientras te preparas para repetir el ejercicio desde el principio. Quieres mantener tu cabeza en posición, pero esta vez, comienzas colocando tu mano izquierda en tu hombro derecho.

- Vuelve a dar la vuelta completa. Sin forzar; llega tan lejos como te sientas cómodo.

- Ahora, regresa todo, relájate, haz una pausa, suelta.

Brazos, manos y hombros

El ejercicio somático que haremos aquí se conoce como Cruz Celta. Aquí tienes cómo hacerlo:

Ejercicio #19

- Comienza recostándote sobre tu lado derecho con las rodillas dobladas perpendicularmente a las caderas y los tobillos perpendiculares a las rodillas. Si tienes una manta, un almohadón o una almohada, puedes apoyar la cabeza sobre ella.

- Luego, gira el brazo hacia atrás para que puedas sentir que el omóplato regresa hacia la columna.

- Aprieta y abraza los músculos, luego vuelve lentamente a la posición neutral, libera todo esfuerzo muscular y, nuevamente, puedes girar tu brazo con la palma hacia arriba, apretar los músculos detrás de tu omóplato y desenrollarte lentamente hacia la posición neutral y hacer una pausa.

Espalda baja

Ejercicio #20

Ahora, cambia el ángulo en el que llevas el omóplato hacia atrás. Siéntete libre de arquear la zona lumbar si lo deseas. Es muy importante respirar entre cada repetición.

Otro ángulo que puedes explorar es llevar el omóplato hacia abajo y hacia atrás. Tómate un momento para sentir esta parte de tu cuerpo de una manera que quizás no hayas experimentado antes. Después, relájate y descansa.

Luego, mueve el hombro hacia adelante mientras intentas activar los músculos frente al pecho, particularmente el grupo de músculos pectorales. Tus manos deben permanecer en tu cadera mientras mueves tu hombro hacia adelante y, mientras lo haces, aprieta los músculos frente a tu pecho, volviendo lentamente a la posición neutral y haciendo una pausa.

Otra práctica es llevar tu hombro hacia la parte posterior de tu oreja, bajando lentamente y suavemente, y liberando todo esfuerzo muscular. Y ahora, conectando los cuatro puntos, lleva tu omóplato hacia atrás, arriba, abajo y hacia adelante, de modo que los movimientos que estás haciendo sean en grandes, redondos y suaves círculos. Puedes sentir clics, pops, enganches. Incluso podrías sentir que parte de tu círculo no es accesible con sensación o sensibilidad. En ese caso, intenta crear movimientos microscópicos hasta que sientas cierta vibración.

Descargar la energía emocional reprimida

El movimiento juega un papel importante en la liberación somática. Además de ayudarnos a descargar la energía emocional reprimida, también nos permite expresar emociones y reconectarnos con nuestro cuerpo. Las siguientes son las diferentes prácticas de movimiento que consideraremos:

Liberación de agitación somática

Los temblores, o sacudidas somáticas, son el mecanismo normal de liberación del cuerpo para la tensión y el estrés reprimidos. El cuerpo libera la energía almacenada mediante sacudidas rítmicas, lo que promueve la relajación y una sensación de regeneración.

Ejercicio #21

Selecciona una o dos de tus canciones favoritas que te llenen de energía o emoción. Asegúrate de mantener los pies firmemente plantados en el suelo todo el tiempo. Si estás afuera, incluso mejor, ya que podrás absorber algunos electrones negativos de la tierra y potenciar tu conexión con la naturaleza.

Todo lo que queda por hacer es sacárselo de encima.

Sí, agita y libera esa energía. ¡Eso es todo!

Al sacudirse, el cuerpo completa el ciclo de movilización inducido por el trauma, liberándolo de la lucha por resistir el factor estresante.

Yoga

La reconexión con el cuerpo puede facilitarse mediante métodos como el yoga, las posturas conscientes y los estiramientos suaves. Estos métodos permiten liberar tensiones y fomentar la conciencia corporal. Una postura particular que siempre recomendaré es la postura del águila, y aquí te explicamos cómo hacerla:

Ejercicio #22

Mantén firmemente el pie derecho en el suelo y luego cruza la pierna izquierda sobre la derecha, rodeando el tobillo derecho con el pie izquierdo. Contrae el ombligo hacia la columna vertebral y junta los muslos.

Desliza el brazo derecho debajo del izquierdo y junta las palmas de las manos o los dorsos, manteniendo contacto.

Siente cómo los omóplatos se deslizan hacia abajo por la espalda mientras estiras los dedos hacia el techo.

Al inhalar, aprieta los brazos y los muslos juntos, y desciende ligeramente en tu asiento con cada exhalación. Repite el mismo proceso con la otra pierna.

La postura del águila es muy gratificante, pero puede resultar desafiante. Requiere movimientos deliberados y graduales junto con la respiración, así como una plena concentración.

Las siguientes son otras prácticas de movimiento comunes que puedes probar:

Ejercicio #23

Diversos movimientos somáticos: Realiza movimientos suaves que te resulten naturales. Esto puede ser tan simple como dejar que el cuerpo se mueva de acuerdo con la respiración o tan complejo como balancearte y estirarte.

Ejercicio #24

Conciencia permanente: Este tipo de ejercicio promueve la conciencia de la postura y los músculos tensos. La conciencia de estar de pie es una habilidad que, con la práctica continua, puede ayudar a las personas a mejorar su alineación, moverse más correctamente y ser más conscientes de sus cuerpos. Así, esto puede ayudar a evitar lesiones y posturas incorrectas.

Ejercicio #25

Danzaterapia: A través del movimiento, la danzaterapia fomenta la liberación emocional y la expresión artística. Las personas pueden moverse libremente y acceder a sentimientos que pueden resultar difíciles de comunicar únicamente con palabras. Cuando se trata de movimientos somáticos, la terapia de movimiento de danza (DMT) debe realizarse bajo la supervisión de un terapeuta autorizado en DMT. ¡Pueden observar tus movimientos y brindarte consejos sobre cómo usar el baile para sentirte liberado!

Técnicas de automasaje para favorecer la relajación

La terapia de masaje somático es uno de los numerosos métodos de tratamiento somático que resulta especialmente útil si sufres un trauma. Este tipo de trabajo corporal se centra en el bienestar físico y emocional del cliente. Los beneficios incluyen niveles reducidos de estrés, mejor rango de movimiento y alivio de los dolores de cabeza tensionales.

La terapia de masaje somático es un tipo de masaje que ayuda en la curación mental. Se concentra en el sistema neurológico del cuerpo. Al liberar la tensión y el dolor, la terapia de masaje somático busca apoyar el proceso de curación natural del cuerpo. Para comenzar, pruebe estas cuatro técnicas de masaje con bolas rodantes:

Ejercicio #26

Rollo de bola con los dedos: Coloca tu mano derecha plana sobre una mesa. Con tu mano izquierda, agarra la pelota y aplica presión gradualmente, rotándola hacia arriba, hacia abajo y entre tus dedos. Haz movimientos ascendentes y descendentes o circulares, luego suelta la pelota. Repite el proceso colocando tu mano izquierda plana sobre la mesa y rodando la pelota entre tus dedos con tu mano derecha.

Ejercicio #27

Rollo de pelota en el antebrazo: Coloca tu mano derecha sobre una mesa. Haz rodar la pelota por tu muñeca y antebrazo con su mano izquierda. Presiona y gira con movimientos hacia arriba y hacia abajo o en círculos. Después de diez pases, suelta el balón. Repite el ejercicio colocando la mano izquierda sobre la mesa y girando la muñeca con la mano derecha.

Ejercicio #28

Rollo de espuma para la zona lumbar: Siéntate en el suelo con los pies apoyados en el suelo y las rodillas dobladas. Mantén el torso alejado del suelo y coloca el rodillo de espuma detrás de las caderas. Inclínate hacia atrás y levanta las caderas. Para permitir que el rodillo pase por debajo de tu espalda, estira ligeramente las piernas. Para volver a la posición inicial, flexiona las rodillas. Te recomiendo realizar diez repeticiones para obtener mejores resultados.

Ejercicio #29

Rollo de espuma para flexores de cadera: Los músculos de la cadera pueden tensarse si pasas mucho tiempo sentado. Para ayudar a estirar y relajar estos músculos, puedes realizar el siguiente ejercicio: acuéstate boca abajo y coloca el rodillo debajo de la parte inferior de las caderas, justo encima de los muslos delanteros. Mientras el rodillo se desplaza entre la parte frontal de tus muslos y tu pelvis, inclínate hacia adelante con tus brazos. Te recomiendo realizar diez repeticiones de este ejercicio para obtener mejores resultados.

Ocasionalmente, terapeutas certificados y entrenadores personales pueden utilizar la terapia de masaje junto con otras terapias, como fisioterapia y ajustes quiroprácticos. Sin embargo, los masajes somáticos están disponibles como tratamiento independiente.

Imágenes guiadas para liberar residuos de trauma

La imaginería o visualización guiada implica utilizar metáforas, historias, símbolos e imágenes para evocar imágenes mentales agradables. En algunas situaciones, simplemente hablar de un incidente doloroso puede no ayudarte a acceder a los procesos inconscientes del cerebro donde se almacena el trauma. Y ahí es donde entra en juego la visualización guiada.

Mediante el uso de ejercicios de visualización, podemos acceder a recuerdos sensoriales profundamente arraigados en nuestro cerebro, que pueden ayudar a mitigar los efectos fisiológicos del trauma, restaurar nuestro equilibrio físico y mental, disminuir nuestro entumecimiento, fomentar el auto-calmarnos durante flashbacks o pesadillas, estimular nuestra confianza, disminuir nuestros sentimientos de culpa, estrés, ansiedad y depresión, y mejorar nuestro sueño.

Pero, ¿cómo se aprovecha exactamente la visualización guiada?

Ejercicio #30

Empieza por crear un lugar seguro en su mente. Para hacer esto, viaja mentalmente a un momento y lugar en el que te sentiste seguro y feliz. También podrías idear un nuevo lugar seguro que aún no hayas experimentado. Piensa en sus colores, olores y texturas. Siente tu cuerpo allí y concéntrate en lo cómodo que te sientes.

Empieza a sintonizarte más con su conciencia sensorial. La visualización somática realmente se trata de salir de tu cabeza y entrar más en tus sentidos. Entonces, revisando tus sentidos, ¿qué es lo que llama tu atención? ¿Qué sientes? ¿Qué puedes notar en tu entorno?

Por ejemplo, puedes notar el calor del sol en tu piel si estás afuera o el peso de tu cuerpo en el suelo. Si estás sentado en una silla, es posible que notes el peso de tu cuerpo sobre la silla. También puedes notar una suave brisa o una corriente de aire que sopla sobre su piel.

Cambia tu mente hacia las personas que te importan y que te hacen sentir en paz. Puedes empezar mirando fotografías de ellos o centrándote en los recuerdos positivos que compartes con ellos.

Ahora abre los ojos y comienza a deambular por el espacio en el que te encuentras. Observa lo que llama tu atención. ¿Qué vistas, colores y formas atraen tu visión? No es necesario que lo digas en voz alta.

Ahora, mueve un poco los dedos de los pies. Si estás sentado, es posible que notes la textura del suelo o de la alfombra bajo tus pies.

Profundizando un poco más, ¿de qué eres consciente dentro de tu cuerpo? ¿Qué notaste? Podría ser una opresión en el pecho o algo de calor en el vientre; es posible que notes algo de hormigueo. Es posible que notes el movimiento de tu respiración en alguna parte, expandiendo tu pecho. También puedes sentir el ritmo de los latidos de tu corazón.

¿Puedes atender ese sentimiento dentro de tu cuerpo mientras mantienes esa conexión con tu entorno externo? ¿Cerraste los ojos cuando entraste en tu cuerpo con tu atención? Cuando empezaste a concentrarte en las sensaciones internas, ¿alejaste tu conciencia de lo que habías observado con tu visión?

Si es así, abre nuevamente los ojos y regresa a explorar algunos de esos lugares que anteriormente resultaban tan atractivos para tu visión. Permítete volver a contemplar esos lugares atractivos en tu entorno, observando los detalles de la habitación, los colores vibrantes, la profundidad de los tonos y las texturas que resaltaban ante tus ojos.

Y luego, volviendo a la sensación que notaste dentro de tu cuerpo, intenta atender esa sensación mientras mantienes los ojos abiertos y exploras tu entorno. También podría resultar útil volver a mover los dedos de los pies, despertarlos y sentir un poco de movimiento sensorial en las extremidades.

En el proceso de observación, no es raro que las cosas empiecen a cambiar por sí solas. Si las sensaciones corporales en las que estás concentrado son desagradables, como dolor o tensión, simplemente deja que tu atención toque esa sensación mientras intentas volver a conectarte con tu entorno externo, notando esas formas y colores que te rodean, sintiendo nuevamente la calidez de tu cuerpo, el sol en tu piel y tal vez una brisa que esté tocando tus mejillas. Dedica también un tiempo a escuchar ese sonido tranquilo.

Mientras llevas a cabo todas estas acciones, observa lo que está sucediendo dentro de tu cuerpo. Presta atención a si esa sensación está empezando a cambiar. Puede ser que sí; puede ser que no. Tal vez tu atención esté cambiando; tal vez algo más haya captado tu atención ahora, haciendo que la sensación se calme.

A menudo, en casos de trauma, nos desconectamos mucho de nuestro entorno, por lo que mantener los ojos abiertos ayuda al sistema nervioso a orientarse en el aquí y ahora, y eso le permite al cuerpo descargar ese estrés almacenado que es resultado del trauma.

No existe una forma correcta o incorrecta de hacer esto, pero lo importante es avanzar lentamente. Cuanto más lentamente te muevas, más oportunidades tendrá tu cuerpo de sentirse a sí mismo y más información sensorial recibirá tu cerebro. Esa información sensorial es crucial para liberar el trauma almacenado en el cuerpo.

Cada vez que experimentes pensamientos, sentimientos o sensaciones físicas inquietantes, la visualización puede ayudar. Puedes aliviar parte de tu malestar concentrándose en inducir una sensación de "seguridad" en tu cuerpo y mente. Por supuesto, se necesitará algo de práctica para realizar estos ejercicios. Puedes comenzar realizándolos cuando no sientas angustia. De esa manera, podrás hacerlos sin esfuerzo cuando lo necesites.

De hecho, la liberación somática ha demostrado ser un método eficaz y exitoso para promover la curación y el bienestar general. Este enfoque aborda y alivia el estrés, la tensión y el trauma acumulados en nuestros cuerpos a través de una variedad de procedimientos seguros y prácticas específicas que son ampliamente reconocidas. La realización de una liberación somática implica procedimientos suaves y enfocados que fomentan una conexión más profunda con el cuerpo.

Una nota final: Recuerda que la liberación somática implica algo más que realizar estiramientos o ejercicios específicos con regularidad. Es importante volver a entrenar tus movimientos a lo largo del día, no simplemente la cantidad de tiempo que dedicas.

El objetivo es incorporar la conciencia corporal y muscular a tus rutinas diarias y prestar atención a tu cuerpo para que puedas moverte de la manera que te sientas bien y que tu cuerpo requiera en los momentos adecuados. También puedes incorporar tu creciente conocimiento de las numerosas sensaciones y sentimientos de tu cuerpo en la forma en que te mueves en la vida diaria.

SECCIÓN B

VENCER EL ESTRÉS

CAPÍTULO 6

Interrumpir el ciclo del estrés con conciencia somática

"Si su cuerpo grita de dolor, ya sea por contracciones musculares, ansiedad, depresión, asma o artritis, un primer paso para liberar el dolor puede ser establecer la conexión entre el dolor de su cuerpo y la causa. Las creencias son físicas. Un pensamiento sostenido durante suficiente tiempo y repetido se convierte en una creencia. La creencia entonces se convierte en biología."

- Marilyn Van M. Derbur

La mayoría de nosotros lidiamos con estrés a diario y puede ser causado por inconvenientes menores como atascos de tráfico o problemas más importantes como conflictos en las relaciones o problemas de dinero. Las circunstancias estresantes pueden acumularse y ser difíciles de manejar por cualquier motivo, pero podemos interrumpir el ciclo del estrés utilizando la conciencia somática.

Si bien hablamos brevemente de ello en el Capítulo 3, aquí entraremos en todos los detalles, especialmente en relación con cómo puedes utilizar la conciencia somática para interrumpir tu ciclo de estrés.

El estrés crónico, que dura varios meses o años, puede acumularse en el interior y provocar problemas de salud física inespecíficos. Según la teoría polivagal formulada por el Dr. Stephen Porges, los humanos pasan por tres etapas cruciales de desarrollo de respuesta, lo que explica por qué el estrés puede provocar una amplia gama de síntomas físicos. Éstas incluyen:

Inmovilización: A menudo denominado el "camino más antiguo", el miedo hace que las personas se congelen y se vuelvan inmóviles, en ocasiones entumeciéndose y apagándose.

Movilización: A cargo de la reacción de lucha o huida, la movilización ayuda a las personas a escapar de circunstancias potencialmente peligrosas.

Interacción social: Interactuar con otros hace que las personas se sientan seguras y conectadas, lo que ayuda a recuperarse de las etapas de inmovilización y movilización.

Nuestras reacciones de inmovilización y movilización pueden desencadenarse cuando estamos bajo estrés, lo que nos lleva a reaccionar como si estuviéramos en peligro inminente. Puede que esto no sea muy agradable incluso si estamos físicamente a salvo. Esta energía puede quedarse atrapada en nuestro cuerpo, especialmente si nos congelamos y no podemos liberarnos o disminuir la tensión, lo que podría resultar en síntomas físicos.

La buena noticia es que podemos gestionar situaciones estresantes con mayor habilidad y aliviar la tensión y los síntomas mediante el uso de la conciencia somática. Esta técnica nos ayuda a conectarnos con nuestras experiencias internas y deshacernos de la tensión almacenada en nuestro cuerpo.

Si bien la conciencia somática se creó para la terapia del trauma, también puedes utilizarla para reducir tus niveles de estrés, ya que ofrece una variedad de actividades sencillas y accesibles que cualquiera puede realizar. Entonces, entremos en ello.

Reconocer las señales corporales de estrés en las primeras etapas

Si bien hablamos de los síntomas del estrés en el Capítulo 2, no es necesario esperar a que se manifiesten para empezar a actuar plenamente. Incluso el más mínimo retraso puede ser peligroso, por lo que debes aprender a reconocer y comprender las primeras señales que muestra tu cuerpo cuando estás bajo estrés.

Como adultos, nos vemos afectados por problemas que surgen como resultado de intentar equilibrar nuestras responsabilidades como cuidadores, sobrevivientes y socorristas, lo que puede ser una tarea desafiante. El deber inmediato de respuesta y recuperación del estrés a veces nos abruma debido a sus inmensas responsabilidades. Además de atender las necesidades de nuestra comunidad y familia, también debemos tomarnos el tiempo para atender nuestras propias necesidades físicas y mentales.

Si bien algo de estrés en el trabajo es natural, demasiado estrés puede obstaculizar tu desempeño y productividad, así como tu bienestar físico y mental, tus relaciones y tu vida hogareña. Otro de los acontecimientos más desagradables de la vida es perder el trabajo. El estrés que lo acompaña provoca sentimientos como dolor, ira, depresión, dolor por pérdidas pasadas y ansiedad por el futuro.

Antes de que podamos empezar a lidiar con el estrés, primero debemos ser capaces de reconocer sus síntomas y, lo que es más importante, sus señales de advertencia. Éstas incluyen:

- signos físicos, que muestran cómo está funcionando tu cuerpo, como dificultad para comer, fatiga, dolores de cabeza, dolores de estómago, dolor de cuello o espalda;

- signos de comportamiento, que involucran tus acciones, como pérdida de interés en actividades rutinarias, olvidos y falta de concentración;

- signos emocionales, que incluyen los sentimientos resultantes, como períodos de llanto o arrebatos de ira, mal genio, sentimiento de culpa, impotencia o desesperanza; y

- signos intelectuales, que muestran cómo está funcionando tu mente, como olvidos, falta de concentración, y ser incapaz de tomar decisiones.

Las señales de advertencia de estrés de tu cuerpo te alertan del hecho de que algo no está del todo bien. De manera similar a la luz "revisar motor" en el tablero de tu automóvil, si ignora las advertencias de tu cuerpo, puedes tener un problema grave en el motor.

Ejercicios de respiración rápida para la calma en el momento

Los ejercicios de respiración son muy útiles y forman parte de la terapia de movimiento somático. La respiración es un proceso mecánico y fisiológico, pero con la respiración somática, puedes controlar y fortalecer tu respiración a partir de la vasta fuente de conocimiento de tu cuerpo.

La autocompasión, la amabilidad y la curiosidad son los tipos de actitudes que debes tener al realizar ejercicios de respiración. Es importante respirar lenta, conscientemente y sin esfuerzo. Los ejercicios de respiración somática son simplemente el paso inicial para realizar respiraciones profundas y relajadas de forma rutinaria, así que vayamos a ello:

Ejercicio de conciencia de la respiración

Ejercicio #31

Este ejercicio sólo requiere que te sientes o te acuestes. Tómate un momento para centrarte. Recuerda que el objetivo de los ejercicios de respiración somática es ayudarte a descubrir tu sabiduría interior.

Cierra los ojos, toma asiento y presta atención a cómo se mueve tu cuerpo mientras respiras.

Toma nota de cómo te sientes en el cuello, en el pecho y los pulmones, en el abdomen y en la nariz.

¿Cómo afecta esto el movimiento de las caderas, la espalda, los lados del torso y cualquier otra parte del cuerpo?

¿Cómo se siente ver tu propio cuerpo moverse con cada respiración?

Nunca ejerzas fuerza para moverte de cierta manera. Sólo asegúrate de respirar cómodamente.

El aliento que elimina la ansiedad

Ejercicio #32

Para este ejercicio, debes sentarte o acostarte tranquilamente como antes.

El énfasis de este entrenamiento está en cómo exhalas.

Tarareando suavemente, prolonga la exhalación mientras sueltas el aliento. Dale a tu exhalación suficiente tiempo para terminar por sí sola.

Si es posible, espera y observa si la inhalación se produce por sí sola.

Para que la exhalación dure más que la inhalación, sigue tarareando. La exhalación prolongada tiene un efecto calmante.

Ejercicio de respiración diafragmática

Ejercicio #33

La verdadera respiración diafragmática es una parte clave de la respiración somática. Por favor, ten en cuenta que esto no es respiración abdominal, ya que eso no es diafragmático.

Para este ejercicio, puedes recostarte o sentarte.

Ubica la base de su caja torácica y coloca tus manos en el frente y los costados. Busca movimientos que se sincronicen con su inhalación y exhalación.

Siente cómo tus costillas inferiores se contraen y expanden conscientemente mientras exhalas.

Ejercicio de respiración con estimulación sonora

Ejercicio #34

Es preferible realizar este ejercicio solo para que no te sientas cohibido o incómodo con tu vocalización. El objetivo aquí es alterar la respiración a través del sonido, no de la voz. Puedes sentarte o acostarte mientras haces este ejercicio.

Haz un sonido largo y constante de *"shhh"*. Es similar a intentar calmar a alguien, ¿sabes? Pon tus manos en varias áreas de tu abdomen, caja torácica y pecho mientras haces este sonido.

Relájate. Toma nota de cómo se ha alterado tu respiración.

Ahora, intenta hacer un sonido de *"psst"*. Hazlo breve y enérgico, similar a un pistón disparando. Una vez más, deja que tus manos descansen en varias áreas de tu abdomen, caja torácica y pecho. ¿Qué sensaciones sientes allí?

Relájate y nota cualquier cambio.

Por último, ¡prueba a gruñir! Sí, un gruñido. Si puedes, hazlo bajo y profundo en tu garganta. Una vez más, deja que tus manos descansen sobre varias zonas de tu abdomen, costillas y pecho. ¿Qué sentidos hay?

Ejercicio de respiración somática de flexibilidad de las costillas

Ejercicio #35

Te recomiendo que hagas esta práctica de respiración somática sentado o de pie. Implica identificar algunos de los numerosos movimientos naturales de la caja torácica. ¡Lo ideal es que estés ansioso y curioso por lo que podrías experimentar y descubrir!

Comienza observando la cantidad de movimiento en tu caja torácica durante una sesión de respiración típica. Pero también presta mucha atención a los lados. También debes prestar atención a cómo se siente tu cuerpo en general; ciertas áreas pueden estar apretadas o tensas.

Coloca tu mano izquierda en la parte inferior de la caja torácica derecha. Levanta el brazo derecho y luego extiéndelo lenta y suavemente por el cuerpo hasta tocar el izquierdo.

Puedes relajarte y mover tu brazo hacia la derecha. No te preocupes; no mantendrás esta posición. Haz esto varias veces sin esforzarte ni hacer ningún esfuerzo en absoluto. Siente cómo tu brazo se mueve a través de la lujosa caja torácica.

Después de hacer esto de cinco a diez veces, relájate y observa cualquier cambio en tu respiración. Es importante detectar cualquier cambio ya que permite que tu cerebro adapte su asistencia para respirar.

Ejercicio de respiración de la célula

Ejercicio #36

Intenta este ejercicio mientras estás acostado en un lugar cómodo. Puede sentirse incómodo al principio, pero es bastante satisfactorio sentir tu respiración. Aquí tienes una explicación detallada de cómo funciona el ejercicio:

Comienza visualizándote flotando en el aire circundante; siente las superficies de tu posición acostada contra tu cuerpo. Siente también el aire húmedo que te rodea.

Imagina ser como una ameba, experimentando la misma sensación en el agua. Deja que el agua permanezca quieta pero intensa mientras atraviesa tu epidermis. Siente cómo tu piel se expande, como si fueras una ameba, permitiendo que tus poros se abran. Luego, visualiza cómo esos poros se cierran suavemente. Tómate un momento para establecer un ritmo de expansión y contracción, como si fueras una célula grande, y tu piel actuara como una "membrana" que cambia en respuesta a tu respiración.

Observa cualquier cambio en tu respiración exterior que resulte de esta exploración. Comprueba si tienes más confianza en tu cuerpo.

Ejercicio de respiración con apertura de las fosas nasales

Ejercicio #37

Respiramos a través de la nariz. Aunque ocasionalmente podemos tener problemas estructurales en nuestras fosas nasales, la mayoría de las veces, son nuestros hábitos respiratorios los que nos impiden utilizar la nariz para respirar. Sin embargo, para que este ejercicio funcione, es crucial respirar a través de las fosas nasales. Comienza exhalando completamente; notarás que tu caja torácica se alarga y adelgaza al exhalar por completo. Luego, tapándote suavemente la nariz con los dedos, comienza a guiar suavemente la cabeza con la nariz, dibujando círculos imaginarios. Trata de no sentirte sin aliento mientras realizas este movimiento.

Después, suelta la nariz y vuelve a inhalar de manera normal. ¿Notas alguna diferencia? ¿Es más fácil respirar por la nariz ahora? Observa si puedes detectar algún cambio en tu experiencia respiratoria.

Deja de contener la respiración

Ejercicio #38

Observa tu respiración a lo largo del día. ¿Te encuentras a menudo conteniendo la respiración? Cuando notes que estás conteniéndola, es natural querer "tomar aire" rápidamente. Sin embargo, es más beneficioso evitar inhalar de forma rápida o apresurada.

Simplemente regresar a "estar presente en tu cuerpo" puede ayudarte a regular tu respiración. Menos es más cuando se trata de ejercicios de respiración somática. Buscamos menos esfuerzo, menos respiraciones profundas y menos tensión en la respiración.

Es importante mantener la mente abierta y permitirte notar los cambios durante y después del ejercicio. Estos cambios proporcionan a tu cerebro nuevos conocimientos que te ayudan a crear rutinas corporales y respiratorias más saludables y beneficiosas.

Técnicas de conexión a tierra somática para anclarse en el presente

Ya sabes qué es la conexión a tierra, así que pasemos directamente a analizar las diferentes técnicas disponibles.

Al restablecer una conexión con el aquí y el ahora y el mundo tangible, las prácticas de conexión a tierra pueden ayudarte a gestionar tus emociones. Los siguientes son los tres tipos diferentes de técnicas de conexión a tierra:

Técnicas de conexión a tierra física: Estas técnicas implican utilizar los sentidos (tacto, gusto, vista, oído y olfato) para permanecer arraigados en el aquí y ahora. Respirar, hacer ejercicio con los pies en el suelo, agarrar un cubito de hielo, comer algo de sabor fuerte, como un limón o una menta, concentrarse en las complejidades de un objeto en su línea de visión, música relajante e inhalar su aroma favorito son algunos de los ejemplos.

Técnicas de conexión a tierra mental: Estos métodos te ayudan a concentrarte y reorientar tus pensamientos, desde emociones incómodas hasta emociones más realistas u optimistas. Contar hacia atrás desde cien, practicar la atención plena y la meditación, recordar la compasión, nombrar objetos a tu alrededor con afirmaciones, describir en detalle tu actividad actual y terminar crucigramas o Sudoku son algunos ejemplos.

Métodos reconfortantes de conexión a tierra: Estos métodos ayudan con la calma mental al enfatizar emociones e ideas agradables. Estos pueden ser imaginar tu lugar favorito y todos sus detalles, repetir una frase tranquilizadora, disfrutar de la música o creaciones artísticas, o evocar imágenes de tus seres queridos.

Estas son las principales técnicas de conexión a tierra que le recomiendo utilizar:

Ejercicio #39

Ejercicio de conciencia de pie: Mantén una postura estable con las manos a los lados. No es imprescindible adoptar una postura perfecta.

Cierra los ojos y escanea mentalmente todo tu cuerpo. Luego, con los ojos cerrados, observa cómo te sientes.

Mantente consciente en todo momento.

Ejercicio #40

Conectándose a la tierra: Esta práctica fortalece las emociones de arraigo al fomentar la encarnación y un sentido de conexión con el entorno natural.

Para empezar, quítate los calcetines y los zapatos. Luego, siéntate o párate sobre una superficie natural como tierra, pasto o arena.

Luego, cierra los ojos e imagina la energía que rodea a la tierra y a ti. Permanece en esta postura durante unos minutos mientras respiras profundamente.

Ejercicio #41

Manos curativas: Comienza respirando profundamente mientras colocas tu palma en el área de tu cuerpo que ha experimentado un cambio o una alteración. Coloca tu mano sobre tu estómago o corazón si es un sentimiento general.

Determina qué áreas de tu cuerpo están tensas o molestas y coloca tu mano sobre ellos.

Inhala profundamente y visualiza tu respiración viajando hacia las regiones afectadas. Continúa en esta postura hasta que sienta un cambio de sensación.

Ejercicio #42

Enraizamiento y centrado: Imaginar raíces brotando de tus pies hacia la tierra o concentrarte en la sensación de tus pies tocando el suelo son dos ejemplos de técnicas de enraizamiento y centrado.

Comienza de pie o sentado con los pies planos en el suelo. Es posible que encuentres que este ejercicio es más cómodo si te quitas los zapatos.

Inhala profundamente varias veces y concéntrate en cómo se sienten tus pies en el suelo.

Imagina que estás anclado a la tierra por raíces que crecen desde tus pies.

A medida que comiences a balancearte como un árbol, transfiere tu peso de izquierda a derecha.

Coloca tu peso en la parte posterior en lugar de en la parte delantera.

Detén tu balanceo suavemente mientras ajustas tu peso. Concéntrate en tu centro de gravedad, que se encuentra debajo del ombligo y en la región pélvica superior.

Siente tu núcleo colocando tus manos sobre tu abdomen inferior.

Experimenta una sensación de unidad con la tierra y tómate un tiempo para concentrarte en esta sensación.

Ejercicio #43

Activación táctil: Mediante el contacto físico con uno mismo, se puede activar el cuerpo y regular el sistema nervioso al estimular el sentido del tacto.

Comienza frotando tus manos juntas hasta que sientas calor. Luego, aplica tus manos en diferentes áreas del cuerpo.

Presta atención a las sensaciones bajo tus manos y continúa masajeándote, desplazando tus manos a diferentes partes del cuerpo según lo necesites.

Ejercicio #44

Abrazo propio: Inclina suavemente la cabeza hacia tu pecho mientras cruzas ambos brazos y te agarras del hombro. Esta acción puede ayudarte a sentirte anclado y seguro, brindándote una sensación de tranquilidad.

Para conectarte con tu ritmo cardíaco, cruza los brazos sobre tu pecho con la mano derecha sobre el corazón. Con delicadeza, abrázate alcanzando el brazo izquierdo sobre el hombro derecho mientras mantienes la cabeza ligeramente inclinada hacia el pecho. Mantén esta postura mientras respiras profundamente.

Además de las técnicas anteriores de enraizamiento, puedes probar otra técnica efectiva en casa: correr agua sobre tus manos. Comienza lavándote las manos con agua fría y presta atención a cómo se siente toda tu mano, desde la muñeca hasta las uñas, en términos de temperatura. Luego, cambia a agua tibia y observa la diferencia en cómo se sienten tus manos. Tómate unos minutos para hacer esto hasta que sientas calma.

También puedes explorar movimientos corporales que sean cómodos para ti, como bailar, correr en el lugar, saltar o estirarte. Observa cómo se siente tu cuerpo mientras te mueves. Puedes hacer esto a través de un escaneo corporal, centrando tu atención en una parte del cuerpo a la vez, desde los dedos de los pies hasta el rostro.

Al practicar la respiración consciente, inhala durante cuatro segundos, retén durante tres segundos y exhala durante otros cuatro segundos. Otra opción es repetir una palabra que te traiga alegría después de cada respiración, como tranquilidad, fácil, paz o seguro.

Alterna entre tensar y relajar diferentes partes del cuerpo. Por ejemplo, planta firmemente los pies en el suelo durante unos segundos y luego suelta la presión, observando cómo se sienten tus pies. Del mismo modo, puedes apretar firmemente los brazos de la silla antes de soltar gradualmente y relajarte.

Además, puedes desafiarte a ti mismo con un juego de "categorías" autoimpuesto. Piensa en objetos que pertenezcan a diferentes categorías y que comiencen con una letra específica, como perros, estados o ciudades. Intenta encontrar al menos cinco objetos para cada categoría antes de pasar a la siguiente.

Relajación muscular progresiva para liberar tensión en todo el cuerpo

Existen diversas formas de aliviar la tensión, pero el estrés puede manifestarse en forma de tensión corporal, lo que puede desencadenar dolor y otros problemas de salud. Una técnica especialmente útil para abordar esto es la Relajación Muscular Progresiva (PMR, por sus siglas en inglés). Es una técnica simple y rápida para desestresarse en cualquier momento, y solo requiere un poco de práctica.

Sentirás una disminución en tu nivel de estrés tan pronto como logres relajarte mental y físicamente de la cabeza a los pies. Aunque aprender PMR no es complicado, requiere cierta repetición. Aquí te explicamos cómo hacerlo:

Ejercicio #45

Encuentra algo de tiempo: Reserva un mínimo de 5 minutos cuando empieces a practicar. Si te preocupa quedarte dormido, considera poner una alarma. Esto te permitirá descansar más plenamente, sabiendo que no perderás la noción del tiempo. Además, para sentirte más cómodo, puede que desees practicar en un ambiente privado.

Siéntate y ponte cómodo: Una vez que hayas localizado un área tranquila y unos minutos libres para realizar una relajación muscular progresiva, toma asiento o recuéstate y acomódate. Aunque recostarse y estirarse es más beneficioso, sentarse en una silla cómoda aún está bien si no tienes suficiente espacio para acostarte. Sin embargo, para permitir que tu cuerpo descanse verdaderamente y tenga una fácil circulación, descruza las piernas y despliega los brazos.

Cuida tu rostro: Aquí es cuando debe comenzar la tensión en todo el rostro y el cuero cabelludo. Usa una expresión severa, apriete los dientes, cierra los ojos lo más firmemente que puedas y levanta las orejas si puedes. Mantén esto contando hasta ocho mientras respiras.

Libera tu tensión: Ahora, déjate llevar y relájate por completo. Adopta una expresión facial totalmente relajada, como si estuvieras a punto de quedarte dormido. Disfruta de la sensación de que la tensión se escapa de los músculos faciales. Tómate tu tiempo para relajarte por completo antes de continuar con el siguiente paso. Si lo deseas, puedes seguir relajándote hasta que sientas que tu rostro está completamente relajado.

Trabaja hacia abajo: Repite el proceso con los siguientes grupos musculares mientras avanzas por el cuerpo: los hombros, el cuello, el pecho, el abdomen, todo el brazo izquierdo y derecho, la mano y el antebrazo izquierdo y derecho (apretando el puño), toda la pierna izquierda y derecha, la parte inferior de la pierna izquierda y derecha, y las nalgas.

Al sentirte más cómodo, también puedes comenzar a acortar el procedimiento de entrenamiento. Para una versión más breve, que solo incluye los cuatro grupos musculares principales, concéntrate en cada uno de manera inmediata.

Si bien cada uno de nosotros puede verse afectado por el estrés de manera diferente, las actividades somáticas y la conciencia pueden ser de gran ayuda. Cuando experimentes un estrés severo, hacer una breve pausa puede ayudar a reducirlo a un nivel manejable; sin embargo, es importante evitar que el estrés se vuelva excesivo, ya que puede ser perjudicial para nuestra salud física y mental. Por lo tanto, no dudes en poner en práctica todo lo que hemos cubierto hasta ahora.

CAPÍTULO 7

Reconstruir una sensación de calma interior y seguridad

"La paz viene de dentro. No la busques fuera".

- *Siddhartha Gautama*

Encontrar la paz interior y la curación después de pasar por un trauma o dolor requiere algo de tiempo y compromiso. Sin embargo, alcanzar ese estado de calma mental es lo que la mayoría de nosotros buscamos; la capacidad de sortear los obstáculos de la vida con claridad, perseverancia y satisfacción proviene de existir en un estado de calma.

Recuperar una sensación de paz contigo mismo es un proceso transformador que requiere introspección, actividades conscientes, establecimiento de límites saludables y autocuidado. Por eso, en este capítulo exploraremos una amplia gama de prácticas somáticas para ayudarte a alcanzar la paz interior, lo que garantizará el éxito en tu búsqueda de claridad mental.

Además, lograr la tranquilidad se ha vuelto mucho más importante en una sociedad rebosante de información y diversión. Anhelamos una sensación interior de paz debido a las presiones de la vida moderna y al continuo ataque de estímulos que fácilmente pueden hacernos perder el equilibrio.

Al poner en práctica el conocimiento que estoy a punto de compartir, no sólo reconstruirás tu paz y seguridad interior, sino que también profundizarás en tu desarrollo personal y tu autodescubrimiento. Entonces, entremos de lleno.

Prácticas basadas en el cuerpo para cultivar la paz interior y la tranquilidad

Las actividades basadas en el cuerpo subrayan el valor de prestar atención a las señales y experiencias corporales centradas en la sabiduría del vínculo cuerpo-mente. Estos métodos incluyen estrategias como la respiración consciente y la meditación de exploración corporal.

El objetivo aquí es promover la autoconciencia y cultivar la paz y la tranquilidad interior calmando el cuerpo. También aportará una curiosidad consciente y una sensación de apertura a la experiencia somática del momento presente.

Ejercicio #46

Aquí hay una guía paso a paso a seguir:

- Empiece por relajarse y encontrar la posición que le resulte más cómoda, como sentarse en una silla, sentarse con las piernas cruzadas sobre un cojín o en el suelo, o tumbarse boca arriba con las piernas estiradas y los brazos a los lados.

- Comience cerrando los ojos y siguiendo la respiración dentro de su cuerpo con cada inhalación, notando una sensación de relajación en todo el cuerpo a medida que lo suelta con cada exhalación.

- Mientras continúa respirando, sumérjase en una sensación de quietud y decida intencionalmente observar el desarrollo de su experiencia interna sin reaccionar ante ella de ninguna manera.

- Ahora, dirige tu atención a tus pies y observa las sensaciones que puedes sentir claramente en la planta de tus pies. Podría ser la presión de los pies contra el suelo, algo de calor o algunas sensaciones de hormigueo o picazón que son difíciles de describir.

O puede que no sienta nada en absoluto: sólo entumecimiento o vacío. Cualquier cosa que sientas o no sientas está bien. Simplemente coloca tu atención en tus pies y siente curiosidad por lo que sientes allí. No es necesario etiquetar la sensación ni esperar sentir algo en particular.

- Con el mismo nivel de curiosidad, comience a explorar la parte superior de los pies, avanzando hasta los tobillos, las pantorrillas y las espinillas mientras mueve su conciencia lenta y atentamente hacia las rodillas. Observe cualquier sensación presente en esta parte del cuerpo y continúe explorando.

- Cuando llegue a las rodillas, continúe por la parte delantera y trasera de las piernas, subiendo hacia las caderas. A veces, es posible que no sientas nada en absoluto mientras escaneas una parte del cuerpo en particular, y eso está completamente bien. Simplemente mantén tu atención en esa parte del cuerpo por un tiempo y, si aún no sientes nada, reconoce esta experiencia de entumecimiento y pasa a la siguiente parte de tu cuerpo.

- Una vez que haya llegado a las caderas, cambie su atención al estómago y comience a explorar toda el área del estómago, moviéndose hacia la parte superior del pecho. Haz lo mismo en la parte inferior de tu espalda una vez que hayas escaneado la parte delantera de tu torso.

Después de escanear su espalda, dirija su atención a las puntas de sus dedos, notando las sensaciones que siente allí mientras escanea sus manos y brazos, luego, lenta y conscientemente, avance desde los codos hasta los hombros, notando las sensaciones en sus manos. cuello, garganta, mandíbula y cara.

- Cuando hayas escaneado todo tu cuerpo y hayas llegado a la parte superior de tu cabeza, tómate un momento para notar todo tu cuerpo mientras respiras un par de veces. Durante los siguientes minutos de silencio, comience de nuevo con su atención en los pies, luego muévala a la parte superior de su cabeza, escaneando lenta y conscientemente su cuerpo parte por parte. Si te distraes, vuelve tu atención a la última parte del cuerpo que recuerdas haber escaneado.

- Relajando tu enfoque ahora por unos momentos, permite que tu conciencia incluya todo tu cuerpo, enfocándote en el ritmo y el pulso de cada respiración a medida que avanza por el cuerpo. Expande tu conciencia más allá de tu cuerpo, notando cualquier sonido o ruido a tu alrededor, los que están cerca y los que están más lejos. No prestes atención a nada en particular. Quédate con el momento presente tal como es.

A medida que estés completamente alerta y despierto, considera decidir permanecer conectado con tu cuerpo mientras interactúas con el mundo a lo largo del día. Cuando estés listo y en tu propio tiempo, puedes abrir los ojos.

¡Y eso es!

Debes aprender a respirar correctamente porque ayuda a normalizar los niveles de oxígeno de tu cuerpo. Hay una razón por la que se recomienda a las personas que sufren un ataque de pánico que respiren en una bolsa de papel. Cuando las personas entran en pánico, tienden a respirar demasiado aire y los niveles de oxígeno de su cuerpo aumentan demasiado, lo cual es anormal.

Sin embargo, respirar dentro de una bolsa de papel ayuda a regular su respiración y reducir la hiperventilación, infundiéndoles una sensación de calma. Entonces, cuando aprendas a respirar correctamente, tú también podrás disfrutar de esta sensación de calma.

Ejercicios de atención plena para centrar la atención y calmar la mente

Patricia es una de las clientas increíbles con las que he tenido que trabajar. Cuando nos conocimos, ella tenía una adicción y sufría síntomas graves. Ella explicó su experiencia y sintió que sus ejercicios de mindfulness la ayudaron a respetar su cuerpo y su mente.

Aunque era escéptica al principio, decidió intentarlo. Sus primeras sesiones le parecieron incómodas y desafiantes, pero con el tiempo empezó a sentir una transformación sutil. La atención plena se convirtió en un santuario donde podía escapar momentáneamente de su tumultuoso pasado y de las garras de la adicción. Ella estuvo de acuerdo en que había regresado a lo básico y lo había reconstruido porque el consumo de drogas había destrozado su vida.

A través de una práctica constante, Patricia descubrió el poder de estar presente. Los ejercicios de atención plena se convirtieron en un salvavidas que la castigó en momentos de confusión. El simple acto de observar pensamientos sin juzgar abrió una puerta a la autocompasión, ofreciendo una nueva perspectiva sobre las cicatrices del pasado.

Ahora, treinta y dos años después, el profundo cambio y la calma que logró a través de los ejercicios de atención plena sirven como un recordatorio de sus malas decisiones juveniles y su voluntad de superar sus consecuencias; un recordatorio que la ha fortalecido a través de todo tipo de indecisiones en la gestión cotidiana de su vida.

La incapacidad para dormir es un problema importante que se destaca en muchos casos de estrés, ansiedad y trastorno de estrés postraumático. Esto es muy preocupante porque el sueño es un factor vital para la salud y el bienestar del día a día. Cuando alguien que lucha contra el estrés, la ansiedad o el trastorno de estrés postraumático no puede dormir, su condición puede empeorar significativamente.

Sin embargo, cuando se introducen los ejercicios de atención plena, la vida se vuelve más fácil de gestionar. Los ejercicios de atención plena son populares entre las personas que buscan mejorar la atención y tener tranquilidad, y con razón. Estos ejercicios se han utilizado en prácticas somáticas durante años para ayudar a quienes luchan contra la ansiedad y problemas similares a volver a encarrilar sus vidas.

Los ejercicios de atención plena pueden ayudarte a calmar tu mente, tomar el control de tus pensamientos y tomar decisiones más sabias. Aquí hay más beneficios a largo plazo que puedes disfrutar con los ejercicios de atención plena:

- Mayor concentración en la vida.

- Habilidades cognitivas mejoradas.

- Casos de ataques de pánico menos frecuentes.

- Mejor control de tu miedo.

- Capacidad para poner en perspectiva las crisis de tu vida.

- Menos tendencia al abuso de sí mismo.

A continuación, se muestran ejercicios sencillos de atención plena para mejorar su atención y calmar su mente:

Ejercicio #47

Meditación caminando: Este ejercicio implica exactamente lo que su nombre implica: se practica la meditación caminando, generalmente en un camino circular o recto. La mejor parte de este ejercicio es que puedes hacerlo en cualquier lugar y en cualquier momento, ya sea paseando por el vecindario, caminando al trabajo o pasando tiempo con tus hijos en el parque.

Ejercicio #48

Conducción consciente: Al conducir, puede participar en la experiencia prestando atención a la sensación y la forma del asiento del automóvil contra su espalda, la textura de la carretera y el sonido de los neumáticos al golpear la grava. Luego, puede enviar su enfoque para escanear su entorno, observando el paisaje, los árboles y el horizonte, así como otros automóviles, luces y peatones. Además del efecto terapéutico de la conducción consciente, otro beneficio que ofrece es que incluso puedes mejorar como conductor con la práctica. Para sumergirte completamente en esta experiencia, silencia tu teléfono, apaga la música y mantén alejadas las distracciones como aplicar cosméticos.

Ejercicio #49

Comer conscientemente: Cuando se hace correctamente, incluso una actividad tan común como comer puede convertirse en una práctica de atención plena. Algunas técnicas simples de alimentación consciente, como masticar lentamente para apreciar cada bocado o escuchar el chisporroteo de la sartén, pueden ayudarlo a crear más atención durante las comidas.

Ejercicio #50

Jardinería consciente: Cultivar un jardín es una excelente manera de realizar ejercicios de atención plena y fomentar una conexión con el mundo natural. Asígnate una pequeña tarea, como regar algunas flores o sembrar algunas semillas. Siente la textura de la tierra con la mano a medida que avanza. ¿Se siente bien o áspero? ¿Está mojado o seco? ¿La temperatura es fría o cálida? Toma nota del clima usando tus sentidos en lugar de tus pensamientos. ¿El calor hace que te sude la frente o se te pone la piel de gallina por el frío del aire? Realiza el proceso con el mismo nivel de disfrute que lo haría un niño.

Ejercicio #51

Lista de agradecimiento: Hacer una lista de gratitud puede ayudarte a concentrarte en las cosas por las que debes estar agradecido, lo que puede mejorar tu bienestar y fomentar la felicidad. Para mantener la coherencia, intenta agregar de tres a cinco cosas a tu lista de gratitud todos los días y prográmalas en tu rutina.

Con todo lo que he compartido, te darás cuenta de que que puedes obtener una mejor perspectiva de tu vida y superar muchos obstáculos que se interponen en tu camino con ejercicios de atención plena en lugar de los métodos tradicionales de psicoterapia. Por tanto, los ejercicios de atención plena pueden ayudarte a obtener un mejor control de tu vida. Dado que la práctica de la atención plena es a largo plazo, también significa que te vuelves más consciente de las necesidades de tu cuerpo y mente y puedes ver las cosas desde una perspectiva mucho más saludable. Por lo tanto, es poco probable que tomes malas decisiones y es mucho más probable que lleves una vida equilibrada en todas las áreas clave, incluida la calidad de los alimentos que consumes, la cantidad de ejercicio que haces y la cantidad de descanso que recibes.

Prácticas somáticas para establecer límites saludables y decir "no"

Antes de poder proteger su salud emocional y mental, primero debe aprender a establecer límites. Ashley Neese, una practicante somática informada sobre traumas, está de acuerdo en que observar y utilizar la sensación corporal asociada con las palabras "sí" y "no" es una forma efectiva de controlarse a sí mismo y establecer límites que sean consistentes con sus creencias. En última instancia, la mente y el cuerpo están tan entrelazados que las sensaciones corporales suelen ser indicadores muy fiables de su condición emocional.

Un límite es el espacio que te distingue de los demás. En términos prácticos, vives una vida contenida dentro de un cuerpo que se compone de elementos que trabajan juntos como un sistema pero que también son entidades únicas en sí mismos.

Como ser humano, tu vida comenzó en el útero de tu madre. Te desarrollaste dentro del cuerpo de otro ser humano, los dos conectados por un cordón umbilical. En el momento en que naciste, se produjo la diferenciación y exististe singularmente por primera vez. Como recién nacido y bebé, dependías completamente de tus cuidadores para todas tus necesidades. De esta manera, tu primera orientación sobre los límites es con tus padres y tus primeros cuidadores.

Cuando abordamos los límites en terapia somática, los definimos inicialmente en el sentido más práctico: el sentido de límite que uno experimenta como ser viviente en un cuerpo. Dentro de este cuerpo, bajo tu piel, existe todo un mundo para ti. Este espacio es tu reino soberano y sagrado. Tu piel envuelve no solo tu cuerpo físico, sino también tu energía interna. Por lo tanto, tu conciencia interna es un exuberante jardín de experiencias.

Ejercicio #52

Entonces, ¿cómo se establecen exactamente límites mediante prácticas somáticas? Aquí hay algunos consejos e ideas que te guiarán:

- Tómate un tiempo aquí para explorar, experimentar y fortalecer el sentido de los límites dentro de tu piel.

- Ahora bien, esto es lo que debe hacer en lo que respecta al compromiso en la vida real. Si tienes un historial de estar desconectado de tus límites personales o si los ha violado, mantenerse conectado con su sentido de límites personales puede ser un desafío.

- Es posible que permitas que otros crucen esa línea interior. Quizás descubras que ni siquiera sabes dónde está un límite dentro de ti. O tal vez tus límites estén desactualizados para las circunstancias de tu vida actual. Por ejemplo, podrías desear cercanía cuando tu patrón es evitar la intimidad. De manera similar, podrías avanzar demasiado rápido hacia la cercanía en lugar de mantener un límite desafiante y a menudo incómodo. Aprender a identificar tus límites, mantenerse conectado con ellos y moverte por el mundo con ellos intactos requiere algo de trabajo. Pero es importante tener paciencia contigo mismo.

- Si dedicas tiempo a observar cómo responde tu cuerpo físicamente a diversas situaciones y descubres cómo se manifiestan el "sí" y el "no" en tu cuerpo, podrás acceder a tus límites somáticos cuando sea necesario. También puedes considerar preguntarte cómo se siente en tu cuerpo cuando hay una violación de límites o cuando te llevan al límite. De esta manera, estarás preparado para identificar esas sensaciones y reaccionar de manera adecuada cuando surjan.

Los límites somáticos pueden ser de gran ayuda en este ámbito, asegurándote de no sobrepasar constantemente tus propios límites. Supongamos que estás comprometido a no trabajar en exceso y has establecido ciertos límites cognitivos para ayudarte a cumplir este objetivo, como no almorzar en tu escritorio o evitar revisar Slack con demasiada frecuencia. Sin embargo, descubres que es difícil mantenerlos. Puedes identificar situaciones específicas en las que podrías estar infringiendo tus límites y recordarte a ti mismo hacerlos cumplir prestando atención a los indicadores corporales, como una sensación de constricción en el pecho o un movimiento incontrolable de la pierna.

Este enfoque también es útil para reconocer y responder ante las violaciones de límites por parte de otros a través de señales corporales. Imagina una situación en la que alguien en tu vida haya cruzado uno de tus límites. Sería más fácil para ti decir "no" con confianza si pudieras reconocer la respuesta de tu cuerpo a esta violación.

Por lo tanto, la próxima vez que estés en una fila, presta atención a la distancia entre las personas que están delante y detrás de ti. ¿Te sientes cómodo con la cercanía o preferirías más espacio? ¿Cómo lo percibes en tu cuerpo? ¿Qué sensaciones surgen cuando tomas conciencia de que necesitas más espacio?

Puedes realizar una exploración similar durante una cena o en cualquier reunión. Trata este ejercicio como un pequeño experimento contigo mismo. Observa cómo te sientes en relación con la cercanía o la distancia en diferentes tipos de relaciones: con extraños, conocidos, amigos cercanos, parejas, hijos o padres. Presta atención a las sensaciones somáticas que surgen en relación con la sensación de cercanía o espacio.

Es posible que algunos días y en algunas situaciones te resulte más fácil mantener tus límites, mientras que en otras puede ser más desafiante. La clave es permanecer conectado, consciente, encarnado y dispuesto a escuchar y aceptar los límites que son apropiados para ti. Participar en una práctica de conciencia del espacio personal puede ayudarte a mantener tus límites en los niveles físico, psicosocial-emocional y relacional.

No hay un camino más sencillo para cultivar, refinar y fortalecer tu sentido de los límites que aplicar prácticas somáticas. Las herramientas de movimiento, respiración, sensación y conciencia, todas las cuales has comenzado a explorar anteriormente en esta guía, fortalecen tu capacidad para sentir, identificar y mantener tus límites, y tomar medidas basadas en ellos.

Creación de una caja de herramientas de rituales de cuidado personal para controlar el estrés diario

En medio del ajetreo y el bullicio diario de la vida, donde se trata de esquivar el tráfico, responder a las constantes demandas laborales y personales, y cumplir con los plazos, es fácil sentirse abrumado por las emociones y enfrentar situaciones estresantes. Este escenario puede conducir al agotamiento mental y emocional.

Entonces, ¿qué se puede hacer? ¿Cómo se puede navegar por este terreno desafiante?

Una respuesta crucial radica en ser intencional con los rituales de cuidado personal. Aquí es donde las prácticas somáticas entran en juego como una vía poderosa de alivio. Permíteme explicarte más sobre eso.

Ejercicio #53

Valida tus sentimientos: Reconocer y validar tus sentimientos es fundamental para lidiar con el estrés que los causa. Por ejemplo, es posible que sintamos culpa por estar ansiosos debido a los desafíos que enfrenta el medio ambiente cuando hay problemas aparentemente mayores en todo el mundo. Sin embargo, es completamente válido sentir ansiedad o preocupación por el medio ambiente. Es igualmente importante validar esos sentimientos y no juzgarte por cómo te sientes.

Ejercicio #54

Encuentra un equilibrio entre la conciencia y el sentirse abrumado: Ahora, como alguien que se preocupa profundamente por el medio ambiente, es posible que estés muy informado sobre lo que está sucediendo. Puede que estés leyendo artículos, viendo documentales y manteniéndote al día con las últimas noticias sobre el cambio climático y los problemas ambientales. Si bien es importante estar informado y consciente, también es crucial encontrar un equilibrio porque la exposición constante a noticias e información negativa puede contribuir a sentirse abrumado. Esto puede empeorar tu ansiedad.

Es por eso que encontrar ese equilibrio entre estar informado y proteger tu bienestar mental y emocional es importante. Esto podría significar establecer límites con respecto a cuántas noticias e información consumes y ser consciente de cómo afecta tu estado mental y emocional.

Ejercicio #55

Conéctate con la naturaleza: La naturaleza es una fuente de consuelo, inspiración y sanación para muchos de nosotros. Así que tómate el tiempo para sumergirte en la naturaleza, ya sea dando un paseo por el parque, pasando tiempo en un jardín o simplemente sentándote junto a un árbol. Permítete conectarte con el mundo natural y deja que sea una fuente de curación para ti. A veces, el simple hecho de estar en la naturaleza puede ayudar a aliviar algo de esa ansiedad y brindar una sensación de paz.

Ejercicio #56

Integrar otras prácticas somáticas: A estas alturas, ya estás familiarizado con la mayoría de los conceptos y prácticas somáticas, utilizando el movimiento, la respiración y la atención plena para liberar tensiones y promover el bienestar. Incorporar ejercicios de autocuidado somático a su rutina puede resultar útil para controlar el estrés diario. Estos incluyen prácticas como yoga, meditación consciente, ejercicios de respiración o incluso simples escaneos corporales para comprobar cómo se siente tu cuerpo. Estas prácticas pueden ayudarte a conectarte con el momento presente y liberar parte de esa tensión y ansiedad.

Busque apoyo: No es necesario que afrontes el estrés solo. Está bien buscar apoyo, ya sea hablando con un amigo, uniéndote a una comunidad de personas con ideas afines o incluso buscando ayuda profesional si es necesario. Tener una comunidad de apoyo o hablar con alguien que te comprenda puede marcar una diferencia significativa en el manejo del estrés.

Crear un régimen de cuidado personal puede parecer una tarea difícil, especialmente cuando hay preocupación y estrés. Sin embargo, estás haciendo tiempo para ti, la persona más importante de tu vida.

Puedes tomar el control de tu salud mental y tu bienestar sentando las bases para un cambio a largo plazo practicando el cuidado personal cinco minutos al día. Además, el cuidado personal puede ayudarte a restablecer la relación con tu niño interior, que con frecuencia es ignorado y marginado mientras estamos preocupados por nuestras obligaciones cotidianas.

Si bien recuperar la paz interior y la seguridad es difícil y lleva mucho tiempo para muchos, no tiene por qué ser así para ti. Al fomentar un vínculo más estrecho entre el cuerpo y la mente, estas prácticas corporales simples pero efectivas pueden mejorar tu bienestar general. Al abrazar momentos de respiración consciente y escaneos corporales, estás alimentando tu sentido de presencia y autocuidado.

Ten en cuenta que las actividades somáticas son flexibles, así que ajústalas para que se ajusten a tu horario y preferencias. Descubrirás que implementar estas técnicas gradualmente te ayudará a desarrollar una sensación duradera de calma interior y una mayor facilidad para superar los obstáculos de la vida.

SECCIÓN C

DOMAR LA ANSIEDAD Y ENCONTRAR LA PAZ INTERIOR

CAPÍTULO 8

Desenredar los nudos de la ansiedad en el cuerpo

"No tienes que controlar tus pensamientos. Solo tienes que dejar de permitir que te controlen a ti".

-Dan Millman

Al crecer como un niño religioso, los padres de Alex a menudo le decían: "Dios te hizo como eres". Luego, tuvo su primer ataque de ansiedad cuando tenía catorce años. Era una montaña rusa emocional que su mente inmadura y prepúber era incapaz de manejar.

Entonces empezó a hacer preguntas: "¿Por qué esto, Dios?" "¿Por qué Dios crearía a alguien tan complejo o, para decirlo más claramente, tan mentalmente inestable?"

Sucedió que en los hogares católicos resulta extraño recibir cuidados para la salud mental. "Alex, todo está en tu cabeza", decía su mamá, mientras que su papá no sabía nada de sus luchas, ya que siempre estaba ocupado con el trabajo.

A medida que Alex crecía, siguió experimentando más acontecimientos desagradables que le provocaban ataques de pánico y afectaban su salud mental. De hecho, ni siquiera podía recordar qué causó el primero o qué le pasaba cuando nos conocimos.

A los veintitrés años, Alex dependía de las drogas para conseguir la paz que necesitaba. A menudo tomaba Xanax sin receta y cada vez que alguien intentaba detenerlo, se enfurecía una y otra vez.

Sólo dejó de usarlo cuando cumplió veintinueve años , después de casi perder la vida.

A los veintitrés años, Alex dependía de las drogas para encontrar la paz que tanto necesitaba. Con frecuencia consumía Xanax sin receta, y cada vez que alguien intentaba detenerlo, su reacción era de ira una y otra vez. Solo dejó de usarlo cuando cumplió veintinueve años, después de casi perder la vida.

"Apenas recuerdo esos dos años de mi vida, cuando consumía las drogas como si fueran caramelos, y no podría sentirme más agradecido de haberlo dejado atrás", me contó Alex. "Prefiero preocuparme mucho antes que tener que volver a pasar por eso otra vez".

Aunque dudaba, poco después de cumplir treinta y un años decidió buscar ayuda de un especialista con la esperanza de recibir el tratamiento adecuado para su ansiedad. Y eso llevó a nuestro encuentro.

De todas las emociones, podría decirse que la ansiedad es la más básica. No sólo lo experimentan todas las personas de todas las edades, sino que también se han identificado reacciones de ansiedad en todas las especies animales, incluso en criaturas marinas como las babosas marinas.

La intensidad de la ansiedad puede variar ampliamente, desde sentirse ligeramente incómodo hasta sentirse abrumado por el miedo y el pánico. La experiencia también puede durar desde un período breve, en el que se experimenta por un momento pasajero, hasta un período largo, en el que se vuelve recurrente.

La base fisiológica de la ansiedad y los ataques de pánico

Antes de continuar, debemos definir el término "ansiedad".

La ansiedad es un estado emocional causado por la percepción de un peligro real o percibido que amenaza la seguridad de un individuo. La ansiedad es una respuesta adaptativa y suele ser de naturaleza transitoria. Cuando funciona como una respuesta adaptativa transitoria o de corto plazo, puede ser protectora porque permite a un individuo evitar o alejarse de una situación potencialmente dañina.

Sin embargo, cuando la ansiedad se vuelve crónica, puede producir una excitación muy incómoda y potencialmente debilitante, tanto psicológica como fisiológica. Si se vuelve excesivo, algunas personas experimentan síntomas graves persistentes y poseen miedos irracionales que perjudican significativamente el funcionamiento diario normal. El resto de esta sección tiene como objetivo educarlo sobre los aspectos físicos y mentales de la ansiedad para que pueda comprender que la ansiedad es la causa de muchos de los síntomas que experimenta actualmente.

El sistema nervioso autónomo es una porción de los nervios que recibe información del cerebro cuando detecta o anticipa un peligro. El sistema nervioso simpático y el sistema nervioso parasimpático son las dos divisiones o ramas del sistema nervioso autónomo. Estas dos ramas del sistema nervioso desempeñan un papel directo en la regulación de los niveles de energía del cuerpo y su preparación para la acción. El sistema nervioso parasimpático es el sistema restaurador que hace que el cuerpo vuelva a la normalidad. Por el contrario, el sistema nervioso simpático es el sistema de lucha o huida que libera energía y prepara al cuerpo para la acción.

El sistema nervioso simpático es principalmente un mecanismo de todo o nada, lo cual es un hecho crucial que debemos recordar. Es decir, cada componente reacciona cuando está activo. En otras palabras, es raro que se produzcan alteraciones en un solo componente del cuerpo; en cambio, los síntomas están completamente ausentes o presentes en alguna combinación. Esta podría ser la razón por la cual la mayoría de los ataques de pánico tienen múltiples síntomas en lugar de solo uno o dos.

Cuando el cuerpo experimenta estrés o excitación, el sistema nervioso simpático se activa y libera sustancias químicas como adrenalina y noradrenalina. Estos químicos desencadenan reacciones físicas, como aumento del ritmo cardíaco y respiración más rápida.

Para ayudar al cuerpo a calmarse nuevamente, sucede una de dos cosas: el cuerpo procesa y elimina naturalmente las sustancias químicas del estrés O, si la respuesta de lucha o huida se ha prolongado durante demasiado tiempo, el sistema nervioso parasimpático entra en acción. Actúa como un freno en el sistema simpático, disminuyendo el ritmo cardíaco, calmando la respiración y ayudándote a sentirte más tranquilo.

Puede resultar reconfortante entender que la ansiedad no es algo perpetuo ni está destinada a crecer constantemente hasta niveles potencialmente perjudiciales. Como salvaguardia incorporada, el sistema nervioso parasimpático evita que el sistema nervioso simpático reaccione exageradamente.

El hecho de que los mensajeros químicos noradrenalina y adrenalina tarden algún tiempo en degradarse es otro elemento crucial. Debido a que las hormonas todavía están en su sistema, es posible que continúe sintiéndose tenso o ansioso por un tiempo incluso después de que la amenaza haya pasado y su sistema nervioso simpático haya dejado de reaccionar.

Ahora bien, las actividades sobre el sistema nervioso simpático producen efectos que afectan a otros sistemas del cuerpo, como el sistema cardiovascular (aumento del ritmo cardíaco), el sistema respiratorio (respiración más rápida y profunda) y las glándulas sudoríparas (aumento de la sudoración).

Además, la activación del sistema nervioso simpático tiene otros efectos, ninguno de los cuales es perjudicial. Por ejemplo, si entra más luz, las pupilas se agrandan, lo que podría provocar manchas delante de los ojos, visión borrosa, etc. Una disminución en la producción de saliva provoca sequedad en la boca.

El sistema digestivo está menos activo, lo que frecuentemente provoca náuseas, sensación de plenitud en el estómago e incluso estreñimiento. Para prepararse para una respuesta de lucha o huida, muchos grupos de músculos se tensan, lo que provoca un estrés subjetivo que ocasionalmente se manifiesta como dolores físicos, así como temblores y sacudidas.

En general, la respuesta de lucha o huida activa todo el metabolismo corporal. Como resultado, uno experimenta con frecuencia enrojecimiento y calor, y debido a que este proceso requiere mucha energía, uno suele sentirse exhausto, agotado y desgastado después.

Habiendo examinado las características y elementos de la respuesta de lucha o huida y la ansiedad general, es posible que te preguntes cómo se relaciona todo esto con los ataques de pánico.

En última instancia, dado que no hay nada que temer, ¿por qué los ataques de pánico deberían desencadenar la respuesta de lucha/huida?

Según las investigaciones, las experiencias corporales reales asociadas con la respuesta de lucha o huida son las que temen quienes sufren un ataque de pánico o las que desencadenan el pánico. Por lo tanto, los ataques de pánico pueden entenderse como una serie de síntomas físicos imprevistos seguidos de una reacción de pánico o miedo a los síntomas, que incluyen palpitaciones, sudoración y mareos.

Como mencioné anteriormente, la respuesta de lucha o huida, que comprende estos síntomas físicos, hace que el cerebro busque peligro. Y cuando no puede detectar ninguna amenaza exterior, inventa una, que se refleja en los pensamientos que llenan tu mente, como por ejemplo: *"me estoy muriendo"*, *"estoy perdiendo el control"*, etc.

Ahora bien, quizás te preguntes, si no estás asustado en primer lugar, ¿por qué sientes los signos corporales de la respuesta de lucha/huida?

Bueno, estos síntomas pueden ser causados por varios factores ajenos al miedo. Por ejemplo, es posible que hayas experimentado estrés generalizado en tu vida por cualquier motivo, lo que eleva la síntesis de adrenalina y otras hormonas que ocasionalmente causan estos síntomas. Naturalmente, el cuerpo seguirá produciendo químicamente más adrenalina incluso después de que el factor estresante haya disminuido.

Otra posibilidad es que hayas aprendido el hábito de respirar demasiado rápido, lo que también puede provocar síntomas de hiperventilación moderada. Rápidamente te acostumbras a este grado de respiración y pierdes la conciencia de que estás hiperventilando porque la respiración excesiva es muy sutil.

Existe una tercera posibilidad: estás notando estas sensaciones mucho más fuertemente que la mayoría de las personas porque estás continuamente monitoreando tu cuerpo. Estás experimentando cambios naturales en tu cuerpo que todos experimentan, pero que la mayoría no nota.

Los primeros síntomas son inofensivos porque son parte de la reacción de lucha o huida, aunque no estemos muy seguros de por qué los experimenta. Poco a poco dejarás de experimentar miedo y pánico, así como ataques de pánico, una vez que creas plenamente (100%) que las sensaciones corporales no son peligrosas.

Sin embargo, se vuelve extremadamente difícil persuadirse deliberadamente durante un ataque de pánico de que las sensaciones son seguras una vez que se han experimentado varios ataques de pánico y el cuerpo a menudo ha malinterpretado los signos. Y entonces, te vuelves ansioso y preocupado.

Técnicas somáticas para calmar pensamientos acelerados y sensaciones físicas

Al centrarse en la experiencia de ansiedad actual de su cuerpo, un enfoque somático para calmarse implica el uso de nuestros recursos internos (respiración, sensación, movimiento y tacto) para ayudar a calmar su sistema nervioso y relajar sus músculos.

Deberías probar una de estas técnicas corporales a continuación la próxima vez que sientas ansiedad:

Relajarse con sensaciones

Al despertar tus cinco sentidos, la técnica de conexión a tierra 5-4-3-2-1 te invita a restablecer tu conexión con el presente. Este método puede ser útil si descubres que tu ansiedad está acompañada de pensamientos acelerados, preocupación excesiva, cavilación o fijación obsesiva en el pasado o el futuro.

¿Entonces cómo funciona exactamente?

Ejercicio #57

- Comience con cinco objetos visibles. Observa cinco objetos a tu alrededor y observa sus características, colores, formas y ubicaciones. Examina lentamente lo que puedes ver.

- Luego, localiza cuatro elementos que puedas sentir y tocar. Percibe cada detalle, calidez y sensación de cualquier cosa con la que entres en contacto.

- Luego, identifique tres sonidos audibles. Preste la misma atención a los ruidos cercanos y lejanos.

- Después de eso, intenta identificar dos olores en tu entorno.

- Finalmente, verifique si actualmente conoce algún gusto.

Relajarse con el tacto

El abrazo de mariposa es un método auto-calmante que utiliza el auto-toque para ayudarte a cambiar tu ansiedad.

Ejercicio #58

- Encuentra un lugar para sentarte cómodamente y luego tómate un momento para suavizar tu concentración o cerrar los ojos.

- Cruza los brazos frente a ti y, si te resulta más cómodo, coloca cada mano sobre el brazo frente a ti o sobre tu pecho. En el lado izquierdo de tu pecho, tu mano derecha debe descansar sobre la parte superior del brazo izquierdo o la clavícula y viceversa.

- Cuando tus manos estén en contacto con tu cuerpo, comienza a golpear primero tu mano derecha y luego la izquierda.

- Mientras continúas tocando hacia la izquierda y hacia la derecha sucesivamente, presta atención a tu respiración.

- Presta atención a si un golpe más suave o más fuerte te ayuda a sentirte más cómodo. Toma nota de lo rápido que tocas.

- Sigue tocando hasta que comiences a sentirte aliviado, más tranquilo o en paz.

Prácticas de movimientos suaves para liberar energía ansiosa

¡Haz un movimiento!

Puedes liberar la ansiedad y cualquier exceso de energía que la acompañe mediante movimientos suaves.

Comience con algo fácil, como ponerse de pie y estirarse suavemente durante unos minutos o dar un paseo por una cuadra. Ponga música enérgica y comience a balancearse de un lado a otro; También puede programar tiempo para actividades físicas que disfrute, como nadar, hacer yoga, bailar o caminar.

Una técnica de movimiento deliberado llamada relajación muscular progresiva implica tensar y relajar conscientemente varios componentes del cuerpo. He aquí cómo hacerlo:

Ejercicio #59

- Tome asiento o acuéstese en el suelo en una posición que le resulte cómoda.

- Cuando progreses en esta técnica, recuerda seguir respirando. Inhale mientras se tensa y exhale profundamente mientras libera la tensión; Puede que esto le resulte beneficioso.

- Primero, tensa toda la cara y el área de la cabeza.

- Libere todos los músculos y la tensión de la cabeza y la cara después de mantener la tensión durante cinco segundos.

- Después de eso, aprieta el pecho, la parte superior de la espalda y los hombros.

- Después de mantener durante cinco segundos, libere deliberadamente toda la tensión en ese lugar.

- Continúe desde la cabeza hasta los pies de esta manera. Incorpora tus manos, brazos, parte superior del cuerpo, abdomen, pelvis, glúteos y piernas, tanto superiores como inferiores.

- Siéntase libre de excluir cualquier área del cuerpo que pueda exacerbar el malestar o una lesión a medida que avanza.

- Finalmente, presiona todo tu cuerpo a la vez, mantén la posición durante cinco segundos y luego, mientras exhalas, relaja y libera todo el cuerpo. Haz esto varias veces.

Ejercicios para regular la respiración y calmar el sistema nervioso

El hecho de que la meditación gire en torno a la respiración significa que es un proceso natural. Las personas que aprenden a respirar como lo hacen los meditadores obtendrán más control sobre sí mismos y sus situaciones.

Si has sufrido pena, podrás encontrar un poco de paz lejos de esos pensamientos depresivos a través de la meditación. Quienes sufren de ansiedad también podrán encontrar un mayor control realizando ejercicios de respiración.

Junto con las otras prácticas somáticas que hemos cubierto en este capítulo, los ejercicios de respiración pueden realmente ayudarle si busca superar los obstáculos que se le presentan en su vida a causa de un trauma, estrés o fobia.

Respiración de caja

La respiración de caja es una manera increíblemente fácil de estar presente en el momento. De manera similar al ejercicio de los lados de un cuadrado, debes hacer este ejercicio de respiración con el mismo número de conteos en cada fase:

Ejercicio #60

- Comience respirando profundamente cuatro veces.
- Inhala contando hasta cuatro.
- Deja escapar cuatro respiraciones.

- Aguante la respiración contando hasta cuatro después de exhalar y luego comience de nuevo.

- Haga esto de tres a seis veces.

Respiración 4-7-8

Otra técnica extremadamente básica es la respiración 4-7-8, que utiliza distintos conteos para cada etapa de la respiración. Puedes activar el sistema nervioso parasimpático, que promueve la serenidad y el sueño, alargando la exhalación.

Ejercicio #61

- Para comenzar este ejercicio, busque un lugar cómodo para sentarse y mantenga la espalda recta.

- Cierra la boca y respira profundamente cuatro veces por la nariz.

- Exhale lentamente mientras cuenta hasta siete.

- Deje salir todo el aliento por la boca, silbando contando hasta ocho.

- En este punto, ha completado un ciclo de este ejercicio. Pero para obtener mejores resultados, realice tres ciclos más.

Ahora bien, es crucial destacar lo siguiente: practicar las técnicas somáticas que he compartido aquí, que incluyen movimientos suaves y ejercicios de respiración, no debe interpretarse como un sustituto de cualquier medicamento recetado que esté tomando. Suspender los tratamientos sin supervisión adecuada podría ser peligroso. Si tiene la intención de hacer cambios en su medicación, es fundamental que hable con profesionales para trabajar en el proceso de forma segura y bajo supervisión, evitando cualquier cambio drástico que pueda afectar su salud.

¿Qué opinas? Escuchemos

Las reseñas positivas de clientes increíbles como usted ayudan a otras personas que buscan deshacerse del estrés, la ansiedad y el trastorno de estrés postraumático a sentirse seguras al elegir este libro para guiar su camino.

Además, un viaje de crecimiento personal no debería verse empañado por muchos contratiempos. Tengo curiosidad por saber con qué facilidad (o no) lo encontraste. ¿Podrías tomarte 60 segundos para escanear el código y compartir tus experiencias felices?

Estaré eternamente agradecido. ¡Gracias de antemano por ayudar!

CAPÍTULO 9

Cultivar el equilibrio interior y la resiliencia

" Casi todo volverá a funcionar si lo conectas durante unos minutos, incluyéndote a ti".

-Anne Lamott

Encontrar la paz interior y desarrollar la resiliencia se han convertido en habilidades esenciales para el éxito personal e incluso profesional en el entorno exigente y acelerado de hoy.

Si eres capaz de desarrollar estas habilidades, te resultará fácil superar cualquier obstáculo que encuentres a lo largo de tu viaje somático, adaptarte al cambio y recuperarte de los fracasos.

Mientras te esfuerzas por superar el trauma, el estrés o la ansiedad, es posible recuperar el equilibrio y preservar tu bienestar aprendiendo a manejar esas emociones ansiosas. Ese es nuestro objetivo en este capítulo: explorar varias técnicas somáticas que te ayudarán a fortalecer tu paz interior y a construir un refugio seguro dentro de ti mismo.

Prácticas somáticas para fortalecer tu paz interior

En esta sección, te guiaré para que te conectes con tu propia energía. Entonces, naturalmente, exploraremos formas de aprovechar tu ser interior para fortalecer tu sentido interno de paz y estabilidad. Esta práctica es una excelente rutina diaria para comenzar el día conectado contigo mismo con cariño y amor. Entonces empecemos:

Ejercicio #62

- Busca un lugar tranquilo donde puedas sentarte o tumbarte y comencemos. Ponte cómodo con la intención de unirte a tu cuerpo. Cierra los ojos y lleva tu lente de conciencia hacia adentro. Comienza respirando lenta y profundamente unas cuantas veces, inhalando profundamente y exhalando lentamente.

- Permite que su atención caiga en su cuerpo y siente las sensaciones de tu respiración mientras fluye hacia adentro y hacia afuera. Observa el ascenso y descenso de su pecho y abdomen y la frescura del aire al inhalar en contraste con la calidez del aire al exhalar.

- Mientras mantienes tu enfoque en la respiración y sigues disminuyendo el ritmo, presta atención a las sensaciones de tu cuerpo. Observa dónde se encuentra tu cuerpo en relación con la superficie debajo de ti. Siente el peso de tu cuerpo hundiéndose en el soporte debajo de ti, como si estuviera conectado con la Tierra.

- Tómate un momento para sentir el apoyo que te brinda la tierra. Ahora, comienza a escanear tu cuerpo, concentrándote en las sensaciones que sientes. Observa cualquier área de tensión, incomodidad o calidez; observa estas sensaciones sin juzgarlas y respira.

- Deja que tu respiración se desplace por tu cuerpo, llevando consigo una sensación de calma y relajación. Si notas alguna opresión o malestar, imagina que estás respirando en esa área, enviando energía cálida y curativa a esa parte de tu cuerpo. Permítete liberar cualquier tensión mientras exhalas y deja que una sensación de tranquilidad continúe moviéndose por todo tu cuerpo.

- Lleva tu atención al centro de tu corazón, el área en el medio de tu pecho. Imagina una luz cálida y brillante en el centro de su pecho que se irradia hacia afuera con cada respiración. Mientras inhalas, permite que esta luz se vuelva más brillante y, al exhalar, permite que se expanda por todo tu cuerpo.

- Ahora, lleva tus manos a tu corazón y tómate un momento para sentir la calidez de tu toque. Deja que tus manos descansen aquí, sintiendo el latido constante de tu corazón bajo las yemas de tus dedos. Respira profundamente, mantenlo por un momento, sintiendo los latidos de tu corazón y, al exhalar, envía una ola de amor y gratitud por tu cuerpo.

- Sigue conectándote con tu corazón con amor y gratitud mientras recuerdas la representación visual de tu propia energía. Puedes pensar en esto como tu verdadero yo, tu yo superior o incluso tu alma. Esta representación visual podría ser un color, una forma, un objeto o una imagen. Todo lo que se te ocurra está bien.

- Visualiza esta energía fluyendo a través de tu cuerpo, llenándote de una sensación de vitalidad y fuerza. Te permite sentirte arraigado y centrado. Tu energía personal es compasiva, afectuosa y segura. Puedes sentirlo como una sensación en tu cuerpo o simplemente en tus pensamientos. Sin embargo, tu conexión con tu propia energía es perfecta para ti.

- Tu energía personal es curiosa y creativa y, cuando sientas tu verdadero yo, podrás encarnar estas cualidades. Tómate un momento para reflexionar sobre cómo te sientes en este momento. Observa cualquier pensamiento o emoción que surja sin juzgarlos. Observa y déjalas pasar como nubes en el cielo.

- Mientras encarnas tu propia energía, pregúntate: "¿Qué necesito ahora?" y tómate un tiempo para escuchar y sentir la respuesta. Y ahora, repítete esta afirmación, ya sea en silencio o en voz alta: "Estoy conectado a mi autoenergía y confío en mí mismo para guiarme en mi camino".

- Te invitamos a comenzar a mover tu cuerpo de una manera que te resulte natural y cómoda. Puedes estirar los brazos por encima de la cabeza, girar los hombros o incluso balancearte suavemente de un lado a otro. Permite que su cuerpo se mueva de la manera que te resulte más cómoda.

- Y mientras continúas moviéndote, dirige tu atención a las sensaciones de tu cuerpo. Observa cómo se sienten tus músculos mientras lo mueves. Permítete estar plenamente presente en este momento, conectándote con tu cuerpo y tu autoenergía.

- Después, lleva tus manos hacia tu vientre y déjalas reposar allí por un momento. Respira profundamente unas cuantas veces y siente cómo tu abdomen sube y baja con cada inhalación y exhalación. Imagina que estás enviando energía cálida y relajante a tu vientre, nutriéndolo y dándole apoyo.

- Finalmente, lleva tus manos a tu cara y permítete sentir el tacto de tu piel. Masajea suavemente tus sienes o tu mandíbula, liberando cualquier tensión o tirantez que puedas tener allí.

A medida que nos acercamos al final de esta práctica, tómate un momento para agradecerte por dedicar tiempo a conectarte con tu cuerpo y tu energía interna. Cuando estés listo, inhala y exhala profundamente una vez más. Mueve suavemente los dedos de las manos y de los pies, y cuando abras los ojos y regreses a la plena conciencia, mantente conectado con tu propia energía mientras continúas con tu día.

Recuerda, conectarte con tu propia energía es una práctica que requiere tiempo y paciencia para cultivar. Así que sé amable contigo mismo y sigue volviendo a esta práctica cuando lo necesites.

Desarrollar la autocompasión y la aceptación de la ansiedad

Cuando enfrentas ansiedad, es común que te des cuenta de cómo estableces estándares y expectativas para ti mismo, y cómo el no cumplir con ellos puede aumentar tu ansiedad. Lo sé porque lo he experimentado personalmente. Sin embargo, con el tiempo, me di cuenta de la importancia de ser compasivo conmigo mismo y de evitar enojarme por no alcanzar esos estándares y expectativas.

Cuando escuché por primera vez sobre la autocompasión, pensé que era un concepto tonto; simplemente no entendía cómo tratarme con amabilidad podría ayudar. No fue hasta que fui mucho mayor y traté de equilibrar el trabajo y la vida personal que me di cuenta de su verdadera esencia.

En lugar de ser duro contigo mismo, debes ser amable y sentir un poco de consuelo, esperanza y confianza en tu capacidad para intentarlo de nuevo y tener éxito mañana. De esto se trata la práctica de la autocompasión: de reconocer aquellos patrones de pensamiento que han contribuido a hacerte sentir así. Estas son las cosas que debes hacer:

Ejercicio #63

Admite que sientes dolor: En lugar de simplemente ignorar tu dolor con el labio superior rígido, date cuenta de que estás sufriendo. Puedes decirte a ti mismo: "Esto duele" o "Esto es estresante". Es posible que hayas cometido un error y te sientas frustrado, enojado o triste por ello. Pero tómate un momento para notar cómo te sientes, permitiéndote sentarte con esos sentimientos sin juzgarte a ti mismo ni a esos sentimientos como malos.

Después, reconoce que el dolor, la imperfección y el fracaso son una parte normal de la experiencia humana. Todos nos equivocamos alguna vez. La autocompasión no juzga esos errores, llamándolos buenos o malos; en cambio, dice: "Es lo que es". La autocompasión implica aceptar que es normal y humano cometer errores y, dado que todo el mundo comete errores, no estás solo.

Ejercicio #64

Háblate a ti mismo como si estuvieras hablando con un amigo: Imagina cómo hablarías a un amigo que está pasando por lo mismo que tú. ¿Qué les dirías? Practica decirte a ti mismo las mismas cosas compasivas, como "Me perdono", "Seguiré intentándolo hasta conseguir lo que quiero", "Puedo hacer lo que me proponga" y "Me amo y me aprecio". Puede ser útil poner tu mano sobre tu pecho y sentir tu corazón mientras dices esto.

Ejercicio #65

No seas demasiado duro contigo mismo: Algunas personas pueden tener miedo de probar la autocompasión porque piensan que es sólo una excusa para su mal comportamiento, o pueden tener miedo de que ser compasivos consigo mismos pueda impedirles intentar mejorar. Pero la autocompasión no tolera la complacencia ni el mal comportamiento; en cambio, utiliza la amabilidad para animarnos a hacerlo mejor la próxima vez.

La autocompasión no reemplaza ni interfiere con el cambio. No es una excusa para cometer más errores. Más bien, es el perdón gentil el que nos da el coraje para intentarlo de nuevo, incluso si podemos fallar. El autocastigo, por otro lado, nos vuelve más temerosos, perfeccionistas, ansiosos, rígidos y vacilantes a la hora de volver a intentarlo.

Así que date un respiro; muéstrate un poco de amor para que puedas reunir el coraje para volver a intentarlo la próxima vez.

Imágenes guiadas para crear un refugio seguro dentro de usted mismo

La vida es rica en imágenes, que puedes experimentar tanto si tienes los ojos cerrados como abiertos. En lo profundo de cada corazón vive una fuente de sabiduría, y puedes invocar esta sabiduría a partir de las imágenes que surgen dentro de tu propio corazón.

Tan prácticos como misteriosos, nuestros corazones pueden conectarnos con la esencia de la vida misma. La sabiduría de nuestro corazón nos llega como imágenes y símbolos universales, y surge en todas las culturas y épocas. Este proceso de recibir imágenes internas es lo que llamamos imágenes guiadas; con él, puedes aprender a recibir guía de las imágenes vivas del mundo que te rodea.

La visualización y las imágenes guiadas nos ayudan a centrar nuestra atención en nuestro interior para recibir las impresiones, imágenes y figuras oníricas que surgen de nuestra verdadera naturaleza. Estas imágenes son la expresión natural de nuestra intuición, nuestra mente inconsciente y nuestro ser más profundo. Tienen la clave para vivir una vida más cómoda y plena.

Los siguientes guiones son herramientas increíbles que puedes utilizar para practicar la visualización y las imágenes guiadas y crear un refugio seguro dentro de ti mismo:

Meditación de aceptación radical

El objetivo aquí es ver una situación de forma más objetiva que emocional. De esa manera, conseguirás fomentar una sensación de tranquilidad y serenidad. Ahora, comencemos:

Ejercicio #66

- Toma asiento en un área cómoda y privada. Asegúrate de estar sentado o acostado en una posición que te haga sentir cómodo y preparado para lo que sigue.

- Inhala profundamente y luego suelta lentamente el aire hasta que los pulmones estén vacíos. Luego, inhala profundamente y exhala lentamente una vez más.

- Quiero que visualices una luz brillante frente a ti mientras respiras de nuevo. Imagínala rebosante de amor y serenidad. Inhala esa luz profundamente en tus pulmones, luego exhala para dejar ir todo lo que ha estado residiendo dentro de ti, incluida toda tu angustia y frustración.

- Inhala esa hermosa luz de serenidad y amor una vez más, luego exhala los sentimientos oscuros y llenos de humo a los que te has estado aferrando. Darles una última oportunidad es aceptable.

- Empieza a respirar normalmente ahora. Imagínate siguiendo esta visualización en primera persona, como si te estuviera hablando:

Algo realmente me está poniendo de los nervios.

Aunque lo haya ignorado, estoy dispuesto a empezar a aceptar las cosas como son.

Acepto la situación tal como es.

Acepto la realidad tal como es.

Sé lo que ha pasado.

Cuando pienso en ello, a veces me siento impotente, aterrorizado, furioso y triste.

Pero estoy bien con esos sentimientos; Pasarán, estoy seguro de ello.

Acepto que esta es mi situación actual.

Esto no significa que esté de acuerdo con él o que esté contento con él.

Así son las cosas; Voy a dejarme llevar por el momento.

Todo lo que voy a hacer es respirar y observarlo.

Solo soy un pájaro que observa este escenario y voy a volar libremente para asimilar cada aspecto del mismo.

Reconozco el papel que juegan otros en esta situación y yo he contribuido a ello. Ahora puedo ver lo que podría haber hecho mejor. También puedo ver lo que estaba fuera de mi control. Está muy claro para mí ahora.

Me mantengo firme en el conocimiento de lo que es verdad.

- Ahora es el regreso de vuestro viaje. Empiece a manipular los dedos de las manos y de los pies y poco a poco vuelva a prestar atención a su cuerpo.

- Abre los ojos gradualmente.

Haz que tu mente viaje a un lugar hermoso

Ejercicio #67

- Busca un lugar cómodo para sentarte o tumbarte y cierra los ojos o suaviza tu mirada. Respira profundamente unas cuantas veces, de manera lenta y expansiva, permitiendo que cada respiración llene todo el espacio posible dentro de tus pulmones, caja torácica y el entorno que te rodea.

- Tómate un minuto entero para experimentar plenamente tu cuerpo ahora mismo, notando tu cuerpo físico, como tu respiración, tu postura y lo relajado que estás.

- Ahora, aprovecha este tiempo para trasladarte a un lugar en la naturaleza que te resulte tranquilo y pacífico. Podría ser una playa, un entorno montañoso, una pradera o cualquier entorno natural al aire libre. Tómate un momento para decidir dónde te gustaría visitar hoy.

- Y cuando entres en tu lugar de naturaleza, imagina que vas por un camino que te lleva cada vez más hacia ese espacio natural.

- Puedes moverte como quieras, usando transporte, caminando, nadando o incluso volando.

- A medida que avanzas por este camino hacia el espacio natural, te sientes cada vez más relajado.

- Cuando estés profundamente inmerso en tu escena, tómate unos momentos para respirar lentamente y sentir la calma filtrarse en cada célula de tu cuerpo.

- Encuentra un área cómoda en su entorno natural al aire libre y elije recostarse o sentarte en algún lugar donde te sientas más cómodo.

- Observe algunos detalles de su escena, como si hay brisa o cómo se ve el cielo; También puedes notar los olores y sonidos del ambiente.

- Luego, toma nota de la textura debajo de donde estás sentado. Es posible que te des cuenta de que te sientes muy bien y que estás completamente en paz aquí. No hay tensiones ni dolor y te sientes más relajado que en mucho tiempo.

- Respira profundamente unas cuantas veces, reduciendo la velocidad de tu respiración y ocupando todo el espacio que puedas. Esto es lo que debes ser: alguien que esté completamente bien y en paz consigo mismo.

- Ahora es el momento de dejar que esa imagen que has creado en tu mente se desvanezca hasta que lo único que te queden sean esos hermosos sentimientos de relajación. Entonces, cuando estés listo, abre los ojos lentamente y observa cómo te sientes en este momento.

Renueva tu vitalidad

Ejercicio #68

Este guion de visualización guiada se inspira en las prácticas de la cultura tradicional china del qi (o chi), que considera una fuerza energética que fluye a través de todo lo que existe.

El ejercicio de Qi es una forma de meditación restaurativa que se enfoca en el centro de energía del vientre. Puedes realizar este ejercicio tanto sentado como tumbado, pero es importante tener las plantas de los pies apoyadas en el suelo. Si decides hacerlo tumbado, puedes colocar una almohada debajo de las rodillas para mayor comodidad y apoyo.

Entonces, ¿cómo funciona este ejercicio?

- Empiece por cerrar los ojos.

- Luego, colóquese en una posición en la que su cuerpo se sienta apoyado.

- Inhale completa y uniformemente contando hasta tres, estableciendo un ritmo que le resulte cómodo. Luego, exhale completamente contando tres veces. Puede inhalar y exhalar de manera uniforme mientras cuenta otros tres.

- Deje que su respiración fluya hacia su vientre, sintiendo cómo sube al inhalar y retrocede al exhalar.

- Mientras continúa respirando de manera uniforme y completa, observe el antiguo ritmo dentro del ciclo de su respiración. Hay un llenado y un vaciado, como el flujo y reflujo de las mareas, el crecimiento y la disminución de la luna y el ciclo de las estaciones. Llénate con cada respiración y vacíate por completo.

- Imagina que hay un lago de energía, una gran reserva de vitalidad, ubicada en tu vientre. Cada vez que inhale, visualice la respiración añadiendo energía vital al lago.

- Siente cómo aumenta la profundidad del lago a medida que tu vitalidad aumenta con cada inhalación. Luego, cuando exhalas, siente la presencia de tu fuerza vital.

- En pocas palabras, inhale para aumentar su reserva de energía; exhale para sentir su vitalidad.

Las imágenes guiadas nos brindan una manera de recibir los sabios consejos de nuestro corazón, sin la mediación del pensamiento habitual y las creencias limitantes que impulsan la gran mayoría de nuestra experiencia diaria. Evocar esta forma de conocimiento puede ayudarnos a superar nuestros mayores desafíos.

Desarrollar confianza en su capacidad para manejar las emociones ansiosas

Has superado el trastorno de estrés postraumático y el estrés, has logrado dominar tu ansiedad y encontrar la paz interior. Ahora, surge la pregunta más crucial: ¿cómo volver a ser tu yo confiado y despreocupado?

Sumergirse en el ciclo de ansiedad, con sus repetidos ataques de pánico, pensamientos intrusivos y síntomas físicos debilitantes, puede hacer que parezca que todo se desmorona.

Permíteme decirte, si tus síntomas desaparecieran de repente, podrías pensar que todos tus problemas se han resuelto y que podrías recuperar tu antigua confianza y despreocupación. Sin embargo, esa noción está muy lejos de la realidad. Incluso si tus síntomas desaparecieran, el miedo persistente a que regresen podría abrumarte, especialmente cuando realizas ciertas actividades.

Por lo tanto, una parte esencial de la recuperación no es solo la desaparición de los síntomas, sino también la confianza en saber exactamente qué hacer y no temer caer nuevamente en el ciclo de la ansiedad.

Dicho esto, ¿qué puedes hacer exactamente para volver a ser tu antiguo yo despreocupado y confiado? Los siguientes son pasos para comenzar:

1. Evalúa dónde estás y dónde quieres estar

Para comenzar, te invito a reflexionar: En una escala del uno al diez, donde uno representa "muy bajo" y diez "muy alto", ¿qué nivel de confianza sientes hacia ti mismo? Es crucial practicar la empatía y evitar emitir juicios al responder esta pregunta.

Luego, visualiza cómo sería tu vida si tuvieras un nivel más elevado de confianza en ti mismo. ¿Qué lograrías si confiaras más en tus habilidades y capacidades?

Ahora, toma un momento para anotar algunos ejemplos de actitudes, rutinas y acciones que adoptaría tu yo más seguro. ¿Cómo sería tu comportamiento diario si te sintieras completamente confiado en ti mismo? Permítete sentir alegría al reconocer que tienes el poder de desarrollar más confianza en ti mismo, y que mereces experimentar esa confianza plena.

2. Ponte a prueba para actuar

Recurre a tu imagen de confianza en ti mismo para inspirarte, tomar acción y avanzar con calma. Después de enfrentar la ansiedad, mi autoconfianza se vio afectada y empecé a sentir miedo de interactuar con personas conocidas, temiendo ser tomado por sorpresa y tener que entablar conversaciones con otros.

Consciente de esto, me propuse un desafío: durante treinta días seguidos, visitaría el concurrido supermercado del barrio, sabiendo que era probable encontrarme con alguien conocido. Decidí que, si me topaba con alguien, tendría que saludarlo y entablar una conversación. Aunque la idea me aterrorizaba, por un lado, por otro estaba lleno de entusiasmo. Al llegar al trigésimo día, me di cuenta de que había superado mi miedo y había ganado mucha más confianza. Había enfrentado mis temores de frente en lugar de evadirlos.

Puedes experimentar el mismo cambio en tu vida. Simplemente desafíate a enfrentar tus miedos de frente y, en poco tiempo, los superarás y desarrollarás confianza en ti mismo.

3. Practica desarrollar tu confianza

Un error común en el camino hacia la recuperación de la confianza es intentar tener confianza de inmediato. Algunas personas creen que deben tener confianza antes de poder abordar las situaciones que la ansiedad les impide enfrentar. Sin embargo, en lugar de intentar tener confianza primero, es más efectivo aprender a manejar primero los síntomas de ansiedad. Al hacerlo, la confianza aumentará naturalmente como resultado de sentirse más claro y competente en esas situaciones.

Entonces, básicamente, lo que tienes que hacer es desarrollar tu experiencia practicando, cometiendo errores, metiéndose en situaciones no tan cómodas y estudiando tus respuestas a la ansiedad. Al hacer esto, notarás que tu confianza crece por sí sola.

4. Sea paciente y consistente

Recuperar la confianza en uno mismo requiere tiempo, esfuerzo y práctica. La confianza en uno mismo no es algo que se gana automáticamente. De hecho, el camino para recuperar la confianza en uno mismo está marcado por altibajos.

Habrá momentos en los que te sentirás realmente seguro porque has hecho algo muchas veces. También habrá situaciones en las que necesitarás más confianza. Aquí es donde entra en juego la confianza, ya que tendrás que recordar que has hecho todas estas cosas en el pasado y no pasó nada malo.

Entonces, en esas situaciones difíciles en las que te sientes abrumado por la ansiedad, dite a ti mismo: "Bueno, si pude hacer todas esas cosas, entonces probablemente también pueda hacer esto". En lugar de ver la ansiedad como un obstáculo, considérela como un trampolín.

Mientras te esfuerzas por desarrollar tu confianza, asegúrate de no caer en tus antiguos patrones de evitar o huir de tus problemas, o de catastrofizar. Catastrofizar implica saltar a la peor conclusión posible, especialmente cuando tienes información limitada o razones válidas para sentirte ansioso.

Sea lo que sea con lo que estés luchando (TEPT, ataques de pánico, fobias o una afección similar), huir de ello solo dañará gravemente tu confianza y te hará caer nuevamente en el ciclo de ansiedad. Por otro lado, enfrentar tus miedos y luchas de frente te ayudará a desarrollar tu confianza en ti mismo y alcanzar la paz interior.

PARTE III

PONGA SU CAJA DE HERRAMIENTAS A TRABAJAR: UNA GUÍA DIARIA PARA LA VIDA SOMÁTICA

CAPÍTULO 10

Integrando prácticas somáticas en tu vida diaria

"Hay heridas que nunca aparecen en el cuerpo y que son más profundas y dolorosas que cualquier cosa que sangre. Los ejercicios somáticos pueden cambiar la forma en que vivimos nuestras vidas, cómo creemos que nuestras mentes y cuerpos se interrelacionan, cuán poderosos creemos que somos para controlar nuestras vidas y cuán responsables debemos ser en el cuidado de nuestro ser total."

–Thomas Hanna

A tu mente le llevó mucho tiempo aprender y desarrollar todos los patrones de pensamiento negativos que tienes ahora, por lo que no se pueden desaprender en cuestión de días o semanas. Reeducar tu forma de pensar requerirá tiempo y paciencia, pero el esfuerzo vale la pena.

Lo más importante es que estás avanzando en la dirección correcta. Con el tiempo, mejorarás tu habilidad para liberar la tensión y reentrenar tu postura y movimiento si practicas las estrategias de este capítulo con la mente abierta, examinando tu cuerpo y aprendiendo algo nuevo sobre él cada día. Este capítulo final sirve como pieza que une todo lo que hemos aprendido hasta ahora.

Identificar desencadenantes y desarrollar estrategias de afrontamiento personalizadas

Una estrategia fundamental para fortalecer su proceso de recuperación es adquirir la habilidad de identificar los desencadenantes de la ansiedad. Reconocer estos factores clave es esencial para enfrentar de manera efectiva los desafíos emocionales y situacionales que puedan surgir. A continuación, se presentan algunas estrategias probadas que pueden ayudarlo a identificar los desencadenantes y enfrentarlos de manera constructiva cuando se presenten.

1. Presta atención a tu cuerpo y mente

Ser consciente de cuándo las circunstancias le hacen experimentar reacciones emocionales intensas es un primer paso crucial para aprender a identificar los factores desencadenantes.

Además de desencadenar una oleada de emociones, la ansiedad también puede manifestarse físicamente como martilleos en el corazón, malestar estomacal, temblores, mareos o palmas sudorosas. Por lo tanto, esté atento a los momentos en los que experimente estos síntomas, ya que podrían ser un signo de ansiedad.

2. Mantén un diario

Al aprender a reconocer los desencadenantes de la ansiedad, la capacidad de reconocer patrones de pensamiento y comportamiento es crucial. Por lo tanto, puede resultar útil llevar un cuaderno en el que escriba sobre las cosas que lo desencadenan para detectar estos patrones e idear estrategias para prevenirlos en el futuro.

3. Busque una segunda opinión

Otro consejo eficaz es buscar la opinión de fuentes fiables, como amigos y familiares. Una segunda opinión le permite ver su situación desde una perspectiva diferente, lo que puede resultar increíblemente útil si aún no sabe cómo identificar los factores desencadenantes.

4. Da un paso atrás

Cuando detectes signos de ansiedad, es importante tomarte un momento para reflexionar sobre lo que ha sucedido y la reacción que esto ha desencadenado en ti.

Por ejemplo, imaginemos que has reorganizado tu sala de estar y has limpiado a fondo tu apartamento durante la tarde. Luego, esperas ansiosamente la respuesta de tu pareja cuando regresa a casa del trabajo. Sin embargo, en lugar de comentar sobre tu esfuerzo, simplemente van a la cocina a comer algo y luego se sientan en silencio en el sofá.

Este tipo de situación puede generarte frustración y enojo, ya que sientes que tus esfuerzos no han sido reconocidos. Puedes notar cómo tu mandíbula se tensa y tu corazón empieza a latir más rápido. En ese momento, es crucial reconocer tus emociones y darles espacio para ser entendidas.

Por ejemplo, podrías decirte a ti mismo: "Me siento frustrado porque siento que mis esfuerzos no han sido reconocidos". Luego, intenta respirar profundamente varias veces o realizar una actividad relajante como la meditación o una caminata consciente para calmar tanto tu cuerpo como tu mente.

Una vez que te sientas más calmado y sereno, podrás expresar tus sentimientos a tu pareja de una manera tranquila y constructiva. Esto fomentará una comunicación abierta y ayudará a resolver cualquier malentendido que pueda haber surgido.

5. Examinar la base

Considera también las experiencias pasadas que han desencadenado emociones similares en ti para rastrear estas sensaciones hasta su origen. Quizás la forma en que te sientes en el momento actual te retrotraiga a tu adolescencia, cuando te esforzabas por hacer que la casa se viera hermosa para ganarte la aprobación de un padre que siempre estaba demasiado ocupado para notarte. O quizás este sentimiento te transporte al período de tu vida en el que creías que nada de lo que hacías era lo suficientemente bueno, cuando la apatía de tu pareja servía como desencadenante emocional.

Una vez que identifiques los factores desencadenantes, el siguiente paso es desarrollar mecanismos de afrontamiento. Estos mecanismos pueden brindarte apoyo y una fuente de estabilidad en tiempos difíciles. Puedes explorar actividades como la terapia, la escritura terapéutica, la práctica de mindfulness o el ejercicio físico para ayudarte a manejar estas emociones cuando surjan. Además, cultivar una red de apoyo de amigos, familiares o profesionales de confianza también puede ser beneficioso para ayudarte a procesar y superar estas emociones de manera saludable.

Aquí hay algunos mecanismos de afrontamiento con los que puede comenzar:

- Ejercicio: Deberías participar en actividades físicas que disfrutes, como correr, bailar o practicar yoga. El ejercicio libera endorfinas, que son elevadores naturales del estado de ánimo, ayudando a aliviar el estrés y mejorar el bienestar mental general. También puedes usar el ejercicio como un medio para procesar emociones. Mientras haces ejercicio, permite que tu mente se enfoque en las sensaciones en tu cuerpo. La actividad física puede servir como una salida saludable para las emociones reprimidas, promoviendo una sensación de liberación y claridad.

- Llevar un diario: Llevar un diario proporciona una salida constructiva para expresar tus pensamientos y emociones. Debes aprender a escribir libremente sin juzgar, permitiendo que tus sentimientos más íntimos fluyan en las páginas. Este proceso puede ayudarle a comprender mejor tus emociones y experiencias. De momento, mientras escribes, asegúrate de reconocer la importancia de escribir para afrontar la situación. Al plasmar tus pensamientos en papel, los exteriorizas, lo que facilita la comprensión y la gestión de tus emociones.

- Respiración consciente: Estoy seguro de que ya sabes qué es la respiración consciente a estas alturas. También puedes usarla como un mecanismo de afrontamiento versátil en el momento, en cualquier lugar y en cualquier momento. Concéntrate en tu respiración, inhalando lentamente y exhalando conscientemente.

Esta práctica ayuda a dirigir tu atención al momento presente, reduciendo la ansiedad y promoviendo una sensación de calma. Y si estás buscando una forma de obtener alivio rápido, la respiración consciente es una excelente opción. Puede ser particularmente útil para manejar el estrés, la ansiedad y las emociones abrumadoras. Incorpórala a tu rutina diaria o úsala según sea necesario durante situaciones desafiantes.

Afortunadamente, ya hemos cubierto todo esto en capítulos y secciones anteriores.

Construyendo una rutina de autocuidado sostenible con terapia somática

Incorporar técnicas somáticas a tu vida sólo puede tener éxito cuando construyes una rutina de cuidado personal. Haga que sea una prioridad cuidar su salud física y mental durmiendo lo suficiente, llevando una dieta saludable, haciendo cosas que disfrute y manteniendo sus conexiones.

A continuación, se ofrecen algunos consejos útiles para crear un régimen de autocuidado de terapia somática duradero:

1. Los ejercicios para la conciencia corporal deben ser lo primero

Concéntrate en tomar conciencia de las sensaciones de tu cuerpo y de cualquier tensión que sientas que se está gestando. Todos los días, reserva un tiempo para cerrar los ojos, inhalar profundamente y examinar minuciosamente todo tu cuerpo. Si sientes alguna opresión o malestar, reconócelo y permítete relajarte y soltar la tensión.

2. Explora varios enfoques somáticos.

Hay varias prácticas somáticas disponibles, así que no dudes en probar varios enfoques para ver cuál te conviene. Las opciones populares incluyen movimientos corporales como bailar o estiramientos ligeros, ejercicios de respiración, yoga, tai chi y meditación. Prueba varias técnicas y observa cuáles te ayudan a sentirse cómodo y relajado.

3. Establecer un entorno de apoyo

Haz de tu hogar un lugar relajante y tranquilo que favorezca la curación somática. Ubica un espacio tranquilo donde puedas concentrarte en tus técnicas somáticas preferidas sin interrupciones. Para darle más ambiente, considera agregar almohadas o tapetes acogedores, iluminación tenue y música relajante.

Ten en cuenta que la terapia somática es un camino de autoconciencia y recuperación, así que mientras exploras y aplicas estas técnicas en tu vida, sé amable y paciente consigo mismo.

Manejar los reveses y desafíos en el camino

A medida que empieces a progresar en tu viaje somático y se sienta mejor, seguramente experimentarás algunos contratiempos y desafíos en el camino. Es durante este período que te escuchas decir cosas como:

"Oh, me han empujado hasta donde comencé".

"Me siento terrible."

"Me siento desanimado."

"Soy un fracaso."

"No voy a mejorar".

¡No, eso no es verdad!

Durante este período, estás enfrentando un patrón que se ha arraigado en tu cerebro, similar a un mal hábito. Cuando te desafías a ti mismo a tomar medidas y avanzar, es normal experimentar un aumento en tus síntomas. Sin embargo, es crucial no dejarse desanimar por esto. En cambio, cada vez que te sientas así, tómalo como una señal de que estás avanzando en la dirección correcta.

A continuación, he reunido los consejos especiales que utilizo para permitirme mantener el rumbo en tales situaciones:

1. No veo la situación como antes.

No des por sentado que el revés o desafío que estás enfrentando ahora es idéntico a tu primera experiencia con él. Es muy probable que a lo largo de tu viaje de curación o de cualquier obstáculo que estés superando, hayas avanzado, aprendido y evolucionado. Eres considerablemente más resistente que la persona que enfrentó ese revés hace meses o años. Tu crecimiento es constante.

Por lo tanto, no presupongas que tu lesión, enfermedad o desafío actual es exactamente el mismo que enfrentaste en el pasado. Este momento es nuevo, y este desafío es una nueva oportunidad para crecer y aprender.

2. Cuídate

Siempre que me enfrento a un contratiempo, me aseguro de cuidarme bien. Hago espacio para mí, tomo largos baños con sal de Epsom y leo libros que me encantan. Créeme; es en esos momentos en los que estás en tu punto más bajo cuando quieres priorizar tu cuidado personal. Ahora podría ser un buen momento para revisar esas prácticas de autocuidado del Capítulo 7.

También puede ser útil pedir apoyo a amigos, familiares y seres queridos. Además, podrás nutrirte con tus comidas favoritas y disfrutar de tus pasiones y pasatiempos. Entonces, si te encanta escribir, cantar o bailar, hazlo, siempre y cuando te haga sentir mucho mejor.

3. Toma nota de lo que inició el revés

Analiza qué causó el revés en primer lugar y trata de convertirlo en una oportunidad para aprender a crecer y mejorar. La vida pone estos contratiempos y estos obstáculos en nuestro mundo por una razón. Si nunca tuviéramos reveses y desafíos, nunca creceríamos. Nunca nos volveríamos más fuertes y nunca evolucionaríamos hacia mejores versiones de nosotros mismos. Entonces, tienes que cambiar tu perspectiva y decir: "¿Sabes qué? Soy lo suficientemente fuerte para manejar esto y saldré de esto como una mejor persona por dentro y por fuera".

4. Practica la autocompasión

Aprovecha los contratiempos para tomarte un momento y practicar la autocompasión porque la cuestión es esta: la mayoría de las veces somos demasiado duros con nosotros mismos. Nos esforzamos y nos desafiamos. Entonces, relájate y sé más amable contigo mismo. Haces tantas cosas maravillosas en tu vida y eres una estrella de rock. Lo sé porque te has tomado tu tiempo para estudiar esta guía hasta este momento. Además, fortalécete siendo positivo en este mundo y eligiendo aceptar los desafíos durante esos tiempos difíciles y ser mejor gracias a ello.

Como puedes ver, los contratiempos y los desafíos son parte del proceso de curación. De hecho, son señales de tu progreso, así que, en lugar de dejarse disuadir por ellas, considéralas como oportunidades para fortalecerse y superar los obstáculos en tu vida.

BONIFICACIÓN

30 DÍAS X 3 DESAFÍOS

Para trastorno de estrés postraumático

Day	Exercise
16	13
17	26
18	5
19	17
20	Rest
21	2
22	28
23	8
24	15
25	Rest
26	1
27	14
28	27
29	24
30	Rest

Day	Exercise
1	25
2	10
3	16
4	Rest
5	29
6	4
7	18
8	12
9	Rest
10	22
11	11
12	30
13	9
14	20
15	Rest

Para el estrés

Day	Exercise
1	48
2	33
3	40
4	Rest
5	56
6	51
7	45
8	39
9	Rest
10	54
11	43
12	31
13	42
14	53
15	Rest

Day	Exercise
16	44
17	50
18	32
19	55
20	Rest
21	36
22	52
23	46
24	41
25	Rest
26	38
27	57
28	58
29	59
30	Rest

Para la ansiedad

Day	Exercise
1	65
2	60
3	59
4	Rest
5	62
6	66
7	64
8	68
9	Rest
10	61
11	63
12	67
13	57
14	Rest
15	60

Day	Exercise
16	59
17	62
18	66
19	Rest
20	68
21	58
22	61
23	63
24	67
25	Rest
26	65
27	60
28	59
29	62
30	Rest

ÚLTIMAS PALABRAS

"Cuando estamos arraigados en nuestra conciencia, podemos estar más presentes con lo que estamos experimentando en nuestros cuerpos, en todos los espacios que viven entre nuestra cabeza y nuestros pies".

-Raegan Robinson

Como puedes apreciar, este libro es un testimonio de devoción hacia nuestra encarnación, tanto a nivel individual como colectivo. Reconocemos que vivir plenamente dentro de nuestros cuerpos y conectarnos con cada célula vibrante y despierta en nuestro ser es fundamental. Por ello, es crucial desarrollar nuestra capacidad para sanar los patrones traumáticos que nos alejan de experimentar la plenitud y seguridad en nuestro ser físico.

Mi motivación para escribir este libro es ayudarte a regresar a tu cuerpo, que es tu derecho natural de nacimiento y el lugar del que deben surgir todas las experiencias de tu vida. Esta motivación surge de mi gran confianza en la capacidad inherente de nuestro cuerpo para repararse a sí mismo.

Cuando cesamos de resistirnos a nuestras ráfagas de experiencia emocional y sensorial y, en su lugar, permitimos espacio para lo que ocurre en cada momento, podemos alinearnos con las corrientes de salud y vitalidad que guían nuestros cuerpos y psiquis hacia una mayor tranquilidad y bienestar. Aunque este proceso puede no siempre parecer agradable o sentirse cómodo.

Nos conectamos con nuestros cuerpos tal como son a través de prácticas somáticas, no tratando de moldearlos a cómo quisiéramos que fueran. Desde este lugar de presencia emocional en el momento presente, creamos una conexión entre nuestro cuerpo, mente y corazón.

Al participar en las prácticas somáticas que hemos cubierto en detalle a lo largo de esta guía, te conviertes en un organismo humano integrado que:

- incluye todos los aspectos de sí mismo;

- tiene límites sanos y coherentes;

- es capaz de reorientarse hacia la tranquilidad y la salud repetidamente; y

- puede recuperarse del trauma y la sobrecarga en lugar de limitarse a afrontarlos y permanecer hipervigilante para sobrevivir.

La terapia somática nos guía hacia el bienestar al aliviar el estrés y sanar de manera natural. Si te comprometes y prácticas todo lo que he compartido contigo hasta ahora, te aseguro que estarás en el camino hacia la reparación y la curación del trauma.

Por tu éxito,

Lila

SOBRE EL AUTOR

Lila Reed es una asesora de salud mental que se especializa en ayudar a las personas a tener más control de sus vidas, sin dejar que sus problemas mentales dicten su día. Con formación en Comunicación y Psicología, Lila escribió el libro de autoayuda: Biblia curativa del apego ansioso, aunque principalmente inspirada por sus experiencias, desafíos y transformaciones.

La carrera de escritora de Lila surge de su pasión por ayudar a otros a disfrutar lo mejor de sus vidas. Y comienza por lidiar con las partes de nosotros mismos que nos impiden lograrlo, tal como lo está haciendo ella.

Nacida en los suburbios de Kennesaw, Georgia, Lila siempre ha estado obsesionada con la naturaleza y toma fotografías de árboles cuando no está trabajando en su próximo libro.

www.ingramcontent.com/pod-product-compliance
Lightning Source LLC
Chambersburg PA
CBHW052143220526
45471CB00004B/1506